思秋期

迎接幸福晚年的60個身心保養術
逆齡抗老不生病，

和田 秀樹——著
林美琪——譯

序

我從事老人醫療已超過二十五年，因爲認識了抗衰老醫學的國際權威克勞德．蕭夏博士（Dr. Claude Chauchard），開始正式研究抗衰老醫學超過十年。我想說的話，全都集結於這本書中。

從成人步入老人這段期間，是人生最重要的時期。

小孩轉變成大人的時期稱爲「思春期」（青春期），那麼，我想將成人轉變成老人的這段時期稱爲「思秋期」。思春期時，人體內的性荷爾蒙（男生爲男性荷爾蒙，女生爲女性荷爾蒙）泉湧而出，我們便由中性分別變成男性和女性；同樣地，思秋期時性荷爾蒙減少，我們便由男性和女性再次趨向中性化。

思秋期的生活方式與思考方式，將大大左右老後的人生。我今年五十五歲，正處於思秋期，然而，或許是我實踐了蕭夏博士的方法以及我個人的心得吧，很慶幸地，這十年來，我幾乎不覺得自己年齡增加了，而且外觀上也看不出來。更重要的，我經常意識到自己是一個活力充沛的「男人」。

這些年來，我看過太多的年長者，深深感覺到，有些老人家的狀況差別相當大。有人九十歲了，依然精神矍鑠，有人僅僅六十歲，就已經罹患失智症或臥病在床，即便沒這麼糟，也有不少人才六十歲便活像個老太公、老太婆。

和以往相比，現代人的壽命延長許多，這種「老態龍鍾」狀態延續個二十年、三十年也愈來愈不稀奇了。

當初我一直以爲，這是因爲某種生活習慣病，或是血壓、血糖值管理不善，引起輕微腦中風等病，導致心臟、骨頭迅速老化，才讓人變得老態龍鍾，但我目前的結論是，似乎不然。

截至目前，我看過五千張左右的腦部電腦斷層掃描（CT）與磁振造影（MRI），發現這些人雖然都有腦部萎縮或幾處小中風，但就是有人生龍活虎地工作著，有人卻似乎徹底退化、遲鈍了。很多人舉出遺傳性因素等各式各樣的理由，然而，我從一路以來豐富的經驗中導出一項結論，那就是，有沒有好好使用頭腦和身體，才是最關鍵的因素。

真正的原因其實是，上了年紀後，如果不太使用身體，衰老的速度就會非常快。舉例來說，年輕時滑雪骨折躺了一個月，等到骨頭接好，隔天便能走路；即便肌肉多少有些衰弱，也能立即恢復。可是，一旦上了年紀，感冒拖個兩週臥床不動，就不太能走了，甚至嚴重到不進行復健就不能走動的地步。

從資料上來看，在日本，七十歲以上高齡者就業率最高的長野縣，不但平均壽命最長，每一名老人的醫療費用也是全國排行最低的前五名（表示老人都很健康吧），而經常排在就業率最低前五名中的沖繩，儘管予人長壽縣的印象，但女性的平均壽命排行第三，（因爲常常從事家務勞動的關係吧），而男性的平均壽命則比全國平均壽命還短。

由此可知，上了年紀後依然持續工作能夠延年益壽。

其實，這種傾向從中高齡開始。步入中高齡以後，人們多半會刻意不動身體也不動腦筋，於是變成年紀大了就身體遲鈍、頭腦不靈光了。

因此，我才強調必須持續活動大腦、活動身體。不過，事情並非這麼簡單。

由於大腦及身體的機制問題，人們一旦步入中老年，促進大腦及身體活動的意欲便會衰退。這是因爲從四十歲起，大腦「額葉」會開始明顯萎縮，意欲便衰退下去了；尤其是男人，這時期的男性荷爾蒙現象更爲顯著，導致意欲低下的情況更嚴重。

簡而言之，就是從成人期步入高齡期的這段期間，擔任重要職務，讓人延緩老化、度過愉快老年生活的「意欲」開始老化（這是我稱爲「情緒老化」的其中之一）。

因此，如果不能好好應付額葉的老化及荷爾蒙的減少，就無法延遲老化及享受老年了（當然，也是有不少人能在不自覺的情況下達到這樣的理想狀況）。

此外，思春期時，很多人煩惱著將來要成爲什麼樣的大人，急於確立自我認同。同樣地，思秋期也該思考如何成爲有魅力的老人，否則等到身體及大腦都老化就來不及了。

我是一名長年從事老人醫療的醫師，並且從人生經驗中獲得許多思秋期的具體對應之道及樂活方式，因此，請容我在此提出相關建言。我無意誇耀這些見解完全正確，但我認爲，這些建議應能給予迎接思秋期的人若干啓示，如果有人能起碼實踐其中一種方法而獲益，身爲作者，我將感到無上榮幸。

最後，承蒙BOOKMAN社的小宮亞里總編輯、五反田正宏先生，協助我將這般大膽的新建言編輯成書，以及，堪稱我心目中思秋期典範的作家林真理子女士，特地爲了本書撥冗與我對談，在此，謹向他們深深致上謝意。

你的情緒年齡幾歲？

「情緒老化度」測驗

請於符合的選項中打○。	YES	不確定	NO
□ 最近都沒主動邀請朋友出去玩			
□ 性欲、好奇心等明顯減退中			
□ 一旦失敗，比從前更不容易站起來			
□ 不太能接受與自己不同的意見			
□ 當比自己年幼者說話態度不禮貌時，立刻生悶氣			
□ 經常認為:「今年才開始太遲了。」			
□ 與其花錢及時行樂，更想把錢存下來當老本			
□ 一旦在意一件事，就會久久耿耿於懷			
□ 想不起來最近有何感動落淚的事			
□ 一不爽就怒罵下屬或家人			
□ 認為創業是年輕人的事			
□ 這半年來連一部電影都沒看			
□ 夫妻吵架，怒火難以平息			
□ 聽朋友吹牛，比從前更聽不下去			
□ 對新書、文化教室、資格考試補習班、旅行等的廣告沒興趣			
□ 這一個月內連一本書都沒看			
□ 常常想：「都不知道現在的年輕人在幹什麼。」			
□ 經常在意今天發生的事情而靜不下心、睡不著			
□ 最近變得很愛哭			
□ 比從前更難以浮現新想法			
□ 覺得美食雜誌、時裝雜誌之類，都與自己不相干			

	YES	不確定	NO
□ 有一個滿意的點子後，就再也沒有其他想法了			
□ 比從前更容易心浮氣躁			
□ 這幾年都不自己計畫旅行，而是完全照著別人的計畫走			
□ 比從前更懶得動			
○的個數合計			
※○的個數分別乘以3、2、1	×3 =	×2 =	×1 =
	①	②	③

請於符合的選項中打○。

	YES	不確定	NO
□ 明知是「拍馬屁」也被拍得很爽			
□ 經常說些「因為那傢伙是個○○」這類斷定別人性格的話			
□ 問人很麻煩			
□ 工作上即便想到好點子，都嫌麻煩而不提案			
□ 一旦討厭（喜歡）一個人，就不太看得到那人的優點（缺點）了			
○的個數合計			
※○的個數分別乘以3、2、1	×2 =	×1 =	×0 =
	④	⑤	0

① ＋ ② ＋ ③ ＋ ④ ＋ ⑤

＝ ☐ 歲＝你的「情緒年齡」

「情緒年齡」比實際年齡大的人，現在就改變想法吧！

Chapter 1

「思秋期」的身心變化

Chapter 2

度過思秋期的方法①——身體抗老化（減肥、美容）

Chapter 3

度過思秋期的方法②——保持額葉年輕（大腦、思考、心理）

Chapter 4

實踐篇——思秋期的養生飲食

Chapter 5

實踐篇——思秋期的聰明養生術：從運動、生活習慣，到最新醫療

特別對談

林真理子×和田秀樹

“從兩性立場，思考如何度過思秋期”

林真理子女士是我尊敬的作家，堪稱思秋期女性的典範，我們也是相交十年的葡萄酒友。「引擎01文化戰略會議」是集結了活躍於各領域的文化人、有識之士、藝術家等，以進一步推廣並深化日本文化為目的的一個志工團體。我與林真理子女士十年前在這個聚會上認識，意氣相投，經常一邊享用美食、葡萄酒，一邊交換知識，相互刺激成長。

成功度過思秋期的林女士，與正處於思秋期的我，分別從男女觀點，一起來談談本書的主題——思秋期。

思秋期男女常發生的大腦、荷爾蒙平衡變化

林　思秋期是到六十歲爲止嗎？我今年六十二歲了。

和田　思秋期一般是指四十到六十歲期間（詳見第一章）。女人的更年期大約在六十歲前結束，因此單就荷爾蒙平衡來看，女人的思秋期約到六十歲爲止，而男人的範圍就再大一點。但是，我不打算光用荷爾蒙平衡來定義思秋期。從小孩轉成大人的階段稱爲思春期，從大人轉爲老人的階段稱爲思秋期，因此這是一個範圍相當廣泛的概念。有人三十歲就像個中年大叔了，也有人超過七十歲依然活躍，換句話說，個人差異相當大。

林　我幾乎沒有更年期喔。

和田　那真是太幸福了，妳的狀況是最理想的，能夠保持女性荷爾蒙，始終散發出青春活力，我想，妳還在思秋期吧。

林　可是在精神方面，比方說，我變得非常容易生氣，從前能忍受的事，現在都受不

了了，也變得很健忘，常常搞錯要去的地方……。反正，連我自己都覺得自己變得很可怕呢。

和田　大概是妳太忙的關係吧。通常「思春期」、「更年期」談的是荷爾蒙的平衡狀況，但我之所以提出「思秋期」這個概念，是因爲從大腦科學的立場來看，四十歲起，我們的額葉開始一點一點萎縮了。

額葉主要負責三件事，第一件就是意欲、幹勁。額葉一旦萎縮，想要挑戰新事物、想約會這類意欲便會下降。

第二件是控制情緒。我們常說老人愛發脾氣，其實不是他們像小孩子，而是他們變得難以控制情緒。這是生命的自然現象，無可奈何。

第三件則是創造性。許多作家及音樂家年紀大了仍能保持創作，但一般來說，應該是愈年輕、創造性愈強。

林　我也這麼認爲。我覺得戀愛小說還是由年輕人去寫吧，我對異性也愈來愈不關心了。

和田　還有一個，就是面對變化的柔軟性。例如一生氣就克制不住、生性保守的人變得完全聽不進改革派的意見等。

林　啊，原來如此。也就是上了年紀後，就變成一個完全聽不進別人意見的人了。

思秋期的夫妻變得難以相處，是因為兩人都中性化了

和田　關於荷爾蒙平衡，從前都認爲只和性欲有關，其實不對。上了年紀後，男人是比較可憐的，一旦男性荷爾蒙減少，意欲和判斷力都會下降，也會覺得人際關係很麻煩。

林　對對對，我老公就是這個樣子。他的人際關係愈來愈狹窄，窩在家裡的時間變多了，而我這個老婆愈來愈有活力，要是一出門，他就碎碎念，所以我們經常爲這個吵架呢。

和田　不是妳特別，而是每對夫妻都這樣。女人上了年紀後，男性荷爾蒙增加，人際關

係就豐富起來了。思秋期以後，男女的社會性和社交能力都會逆轉過來。

林　這麼說，年過六十的夫妻不就沒法好好相處了？

和田　沒錯啊（笑）。男人在年輕時，也就是荷爾蒙多的時候，因爲社交能力強，喝酒時有女人坐陪自然很開心，就算全是男人在一起，也能喝得很嗨。但女人在年輕的時候男性荷爾蒙低，所以都只跟附近鄰居或同爲媽媽的朋友們來往，也不會在外面晃得太晚。

然而，當男人的男性荷爾蒙愈來愈少、女性荷爾蒙愈來愈多，就很容易發生像妳說的這種夫妻逆轉現象。再加上額葉萎縮，或者老公本來就個頑固的人，狀況就會更糟糕。

林　這種夫妻間的錯置狀況變成壓力後，就變成老婆比較鬱悶吧。

和田　上了年紀後，性荷爾蒙的平衡發生變化，男女雙方都一起中性化了。但是，妳的情形或許是男性荷爾蒙稍稍占上風吧。就像妳能寫出《野心的建議》一樣，妳本來就是個有野心的人。

也有女人是年輕時候就男性荷爾蒙很高的。其實，很多成功的女性都很男性化，我們看女性政治人物也多有這種傾向，例如高市早苗、田中真紀子等人。

林　這種人當中，也有人是非常有女性魅力的喲，有些人的戀愛經驗相當豐當。像是野田聖子，她就平衡得很好。

和田　不，戀愛經驗豐富的女性，並不是很女性化的，從荷爾蒙平衡的角度來看，其實男性荷爾蒙占上風的女人才比較能跟各種人談戀愛。

林　啊，這樣啊。

和田　女性荷爾蒙占上風的人，通常是比較被動的，她們多半被男人追求，或者長年只和一個男人在一起。但也不是說女性荷爾蒙就沒意義，當女性荷爾蒙開始減少，女人的皮膚就會開始老化啦，容易罹患骨質鬆症啦，一般意義上的女人味也會衰減。

這種內在及外觀上的衰老，是從四十歲開始的，放著不管的人，以及有自覺地抗老化的人，兩者間會產生相當大的差異。這也是我要告訴大家思秋期的重要性的關鍵原因之一。

荷爾蒙平衡一旦開始變化，人們對於人生的態度也會隨之改變。因此，我希望在日本多推廣一點荷爾蒙補充療法。根據我讀到的統計數字，韓國有三成、歐洲有約五成女性接受荷爾蒙補充療法，但在日本，接受這種療法的人只有百分之六而已，少得可憐。

林　在日本，人們認爲荷爾蒙補充療法有罹患乳癌的風險吧。

和田　這裡有兩個誤解。就算風險增加，增加的機率也只有百分之零點三或零點四。機率這麼低，大家爲什麼不去和接受荷爾蒙補充療法的好處比一比。不能夠冷靜將風險和優點做一番比較的日本人還真多啊。

有報告指出，由於接受荷爾蒙補充療法的人必須每年進行一次乳癌篩檢，因此死亡率反而會下降才對。還有一位專家表示，女性荷爾蒙補充療法導致乳癌風險增加的情形只會發生在年輕人，在女性荷爾蒙開始減少的年齡層，也就是思秋期階段，並不會有這種問題。

林 可是，從外在補充女性荷爾蒙，我總覺得有點奸詐，感覺這是犯規吧。就算當成跟打玻尿酸差不多好了，還是覺得荷爾蒙療法是一種硬要變年輕的行為……。

和田 有這種誤解或偏見的人果然很多。從外在補充這件事，有個最好的例子可以說明，就是糖尿病患者打胰島素，兩者的道理是一樣的。胰島素是一種使血糖值下降的荷爾蒙。現在都是使用人或豬的胰島素，有趣的是，採用別人的荷爾蒙也能對我們產生功效。

歐美認為，如果能用這類科學力量讓人變年輕，不用才是損失呢。

老實說，使用昂貴的化妝品根本沒意義。最典型的就是膠原蛋白，它根本無法從皮膚吸收。玻尿酸因為分子小，可以滲入皮膚裡，但只會停留在皮膚表層罷了，真正要進到皮膚裡，必須靠注射才行。其實，我有一段時間也打了玻尿酸。

林 我也打過一次，皺紋變得光溜溜了。前幾天我還去做了美容針灸，很花錢呢。

比起馬拉松或健康食品，利用抗老化醫療更有效

和田　口袋夠深的話，還是値得一試。或許只有暫時性的效果，但能換得好心情也不錯，因爲精神上的幸福感很重要。最要不得的就是中老年以後還過度減肥。

林　哇喔！你的確常常這麼說呢，你說胖子比較長壽。

和田　有位免疫學權威說，因爲免疫細胞是從皮下脂肪生出來的，如果過度減少脂肪就有危險了。再怎麼想，中老年以後，比起「太多」，「不足」的害處比較大喔。

林　可是，女人在減肥成功時的成就感會讓人無比歡喜，如同你剛剛說的，我也認爲精神上的幸福感很重要啊，而且還能夠肯定自己。

但話說回來，太瘦確實不好，這是我的藉口啦，我覺得思秋期以後，胖子比瘦子更有魅力。你看，有些中年女性常打高爾夫球，曬得黑黑乾乾的，我覺得一點魅力也沒有。

和田　同意。而且皺紋都好明顯。我想她們是認爲打高爾夫球有益健康吧，可是，那只

會增加活性氧，加速老化罷了。

林 這麼說來，我還真沒見過太常跑馬拉松的中老年人很美的。

和田 （笑）。

林 最近，或許是受了女性雜誌的影響，大家開始說「到死都要美美的」，我覺得這種現象挺恐怖的。

和田 從老年醫學的立場來看，可分為「對抗老化」時期和「接受老化」時期。現代的日本人在這方面的平衡很差呢。

就像我剛剛說的，日本超乎意料地不流行抗老化醫療，很多人一下就放棄了。像是荷爾蒙補充療法、打肉毒桿菌等等，歐美人都當成化妝的一種手法，但日本人熱衷馬拉松和健康食品，卻對經醫學證明的「抗老化」方法不感興趣。

另一方面，日本人「接受老化」的方式也很糟。有一點很重要，就是「對抗老化」的時期就該好好對抗，與此同時，還必須做好「接受老化」的心理建設，好好思考想成為什麼樣的老人。

林　日本女性被稱爲「歐巴桑」的期間太長了。三十五歲起是「歐巴桑」，像我這樣年過六十也是「歐巴桑」，七十多歲的阿嬤也都算在「歐巴桑」裡面。從前只要過了六十歲，就是阿嬤級了吧？我想，漫長的幾十年都歸在「歐巴桑」之列，影響應該很大吧。

話說回來，一直待在「歐巴桑」群中，的確讓人安心。因爲，我女兒同學的媽媽們差不多都小我十歲以上，那些媽媽們常說：「我們歐巴桑啊～」我也都回答：「就是說啊。」我跟小我十歲的媽媽們屬於同一類，這點很令人安心呢（笑）。我覺得「歐巴桑」是個超好用、超友善的日語。如果想脫離這個團體、「不想成爲歐巴桑」，感覺就像是過度減肥、過度打高爾夫和跑馬拉松一樣呢。

不要當一個花瓶式的美魔女，也要提升知性美

和田　妳對「美魔女」現象有什麼看法？

林 我總覺得好可怖（笑）。我以爲「美魔女」只是用來形容原本很漂亮的人年齡增長而已。但是，有人硬要穿些不符年齡的衣服，做出不符年齡的打扮，滿恐怖的。

和田 是啊，在日本有很多以美魔女爲目標的人，都努力在化妝品、服裝、髮型上下工夫。不過，我認爲本來就有必要注重自己的體態和臉蛋，讓自己看起來美美的。歐美人就是從讓自己變美著手的。日本的話，提到抗老化醫療，大部分人的印象都是美容整型外科或是美容皮膚科。但我認爲，我們本來就該多少延緩身體的老化或提升精神層面。

可是，我都沒看到那些美魔女們有提升心靈智慧的想望。如果要一直工作下去，比起外表，身體更重要才對，而比起身體，大腦才更重要啊。

林 如果不具備符合年齡、身分的見識，就會給人不搭調的印象呢。爲了中老年時期不要讓人感到太悲哀，還是要好好充實內在。

和田 從前的話，好比說銀座的陪酒小姐，都能和客人聊上相當高水準的話題，而去酒館的中年大叔也都很有教養，知識水準很高，但是，現在去所謂的一流俱樂部，

林　全都是沒半點知性的陪酒女郎和老頭子吧，談話內容跟夜總會式的酒店沒兩樣。超有品味的老人快瀕臨絕種了吧，現在的中老年人都滿幼稚的，常常做出一些讓人想不透怎麼會這麼幼稚的事。是因為父母都很長壽的關係嗎？

和田　電視的影響也很大吧。我們的父母不是看電視長大的，比較能對電視進行批判。而我們這個世代開始，都是被電視養大的，往往認為上電視的人很了不起，很容易接受電視給的訊息。但電視是一種將事物單純化的媒體。印刷品的話，即便是週刊，為了擴充內容，必須運用各種邏輯將贊成和反對意見充分表達出來；或者像妳這樣寫小說，也必須具備能夠將十分鐘的東西寫成一本書的故事性及創造性。就算有辦法炫耀從電視上獲得的知識，如果光是看電視而已，思考還是沒辦法進一步開展。我的興趣是品味葡萄酒，如果光從電視獲得知識，我能說出這個葡萄酒的產地、年分，但還是沒辦法說出它的背景和有趣之處，還是不夠深刻。

親子保持距離，彼此才能過得更幸福

和田　現代人都很晚才和子女分開生活吧。上班的人有退休年齡，主婦的話，退休時期差不多就是子女搬出去住的時候。可是，最近有很多沒就業、沒結婚的子女和年過七十的父母同住。這種狀況到後來，就是父母失智。於是每天對痴呆的父母發脾氣，事態愈演愈烈……

林　照顧失智父母到最後受不了變成殺人事件的情形也不少呢。如果認為從父母那裡得不到東西了，應該想想去做其他事情才對。

和田　在目前這個時代，父母過世的時候，自己已經超過七十歲了，這種情形並不罕見。和父母相依為命到最後，都過了七十歲人生又起變化，真是夠難受的。因此思秋期，我們一定要有意義地度過。

今天，許多思秋期的不幸，都是為子女或為父母忙得團團轉。我認為大家應該冷靜下來，思考自己的人生是什麼才對。

林　那麼，就得離開子女、離開父母吧。現在年輕人的父母這一代，即便有些貧富差距，也都是在某個富裕程度中長大的，所以並沒有好好告訴孩子必須靠自己生存下去這個大原則。或許教會孩子生存之術後，適度地離開比較好吧。我覺得如果不這樣，就沒有自己的人生了。

和田　我目前在臨床心理研究所授課，也擔任父母的諮商輔導工作。我發現很多父母認爲只要改變對待方式，小孩宅在家裡不出門的毛病就會好了。可是很遺憾，事情並不會這樣。

不過，相反的情形倒是有。父母一旦成功離開子女，子女多少就能自立了。換句話說，父母過度照顧子女，子女的偏差行爲就比較多。於是我建議父母，多考慮自己的幸福和老年生活，然後和子女保持距離；結果發現，保持距離後，子女就慢慢變正常了。不要爲子女忙得團團轉，父母的人生才會幸福。

林　父母不要爲孩子瞎忙，要好好思考自己真正的幸福……。可是，都過了六十歲才要去思考自己的幸福是什麼，這很難吧。

一個餐廳的歐巴桑寫小說，得了文學獎，是很轟動啦，可是我要說，年過六十才開始作家人生，太晚了。

和田 沒錯。某位退休創業方面的顧問表示，退休後創業成功的人，幾乎都在四十歲就立定計畫了。

林 啊，原來如此！

和田 不趁額葉還年輕時擬好計畫，到了六十歲才想開始什麼工作，也無法像年輕時那樣有好點子了。「退休後再想就好了」這種想法太天真了。六十歲還能夠身心都年輕的人，是四十歲起不斷努力的成果。六十歲才要出道當作家，就算能夠成功，也是四十歲就開始醞釀，一點一滴持續寫下來的。

林 就像青山文平那樣，年輕時從事純文學創作，過了六十歲還得獎呢（註：一九九二年以《我們的水晶宮》（以「影山雄作」名義發表）榮獲中央公論新人獎。然後暫停創作活動，接下來於二〇一一年以《白樫樹下》榮獲松本清張獎，二〇一六年，他六十七歲，以《娶妻》榮獲直木獎）。四十歲起的努力非常重要啊。可是，不太找得到好的典範呢。

和田 就妳啊！

林 才不咧（笑）。我覺得像是瀨戶內寂聽師父，她在那樣的年齡還持續寫作不輟，真的很棒呢。

和田 請教一下，妳寫小說，題材源源不絕的祕訣是什麼？

林 我覺得我還沒寫出真正的好作品，總是想著，下次我一定要寫出名作來。

和田 那表示妳對自己還不滿意，這點很厲害喔！

覺得沒有愛了，不妨換個伴侶

林 我們都知道四十歲以後的生活方式非常重要。可是，四十歲也是女人一個重要的分岐點，這點男人都不懂，四十歲是一個戀愛分岐點，四十歲的女人已經沒男人愛了。

和田 當覺得自己不能和男人談戀愛，女人的人生就會開始改變。是吧。過了四十歲，看異性的眼光就不一樣了，喜歡的類型也會自然跟著改變。現在的人都比較晚婚，但是，第一次婚姻結得早一點，早點養兒育女，盡完養兒育女的責任後就可以想一想，找個死的時候想和他埋在一起的人，或是願意照顧他一輩子的人，然後更換伴侶，跟這種人在一起也不錯。

林 這真是個超棒的想法啊。過去是人生五十年，現在大不同了。二十多歲結婚，生了兩個小孩，在身體還很健康的時候完成育兒責任，安定下來後，四十多歲換個伴，我想這樣或許不錯，趁還年輕貌美的時候。

和田 這樣的話，第一次婚姻和第二次婚姻都能維持二十年以上。

林 因爲適合的對象和年輕時候已經不同了，喜歡的食物、文學的嗜好，這些都得合得來才行。那麼，這時候要緊的就是保持魅力了吧。四十歲以後變成無趣的歐吉桑、歐巴桑，這種人大概不能在第二次婚姻競賽中倖存下來，所以，要再加油！

和田 如果不加油，就不能累積涵養了。因爲，現在只有有錢人才能換伴侶、結二次婚。可是我覺得，比起那些娶花瓶當老婆（娶美女嫩妻當成地位或財富象徵）的人，有地位有頭銜的男人再婚對象是談得來的老同學，這種還比較酷呢。

林　我的周遭，有很多結三次婚的人喔。她們長相普通，並不是特別美，但有行動力就能成功。另外，女人也很重視經濟面。有人怕找不到長期飯票而降低要求門檻。但過了思秋期，男人就會提高門檻了吧？

和田　很多有錢人不相信真愛，有女人主動示好的話，就認定她是衝著錢來的。可是，就算是看上錢而靠過來，那也是自己的魅力之一，我覺得可以再多相信人性一點啦（笑）。

林　女人也一樣，只要有地位、有錢，男人一靠過來也會懷疑他看上的是不是錢和頭銜。

男人在這方面其實表現得比較大方。因爲男人的頭銜和金錢是用三秒膠一路緊緊黏著自己的，所以很能接受這些東西是自己人格的一部分。女人因爲自立的歷史比較短，金錢和頭銜這些還輕飄飄的，並沒跟自己黏在一起吧。

和田　這跟頭銜無關，我認爲妳對社會最大的貢獻，就是讓女人都很有活力。

林　嗯，或許是吧，我自己倒是真的活得很快樂。

和田　女人就算已婚，只要有幾個合得來的男性朋友，離婚後再婚並不難。進入思秋期後，尤其像我這種男子高中出身的人，想要結交能夠知性對談的異性朋友，很難呢。所以妳能當我的朋友，我真是太榮幸了，是我高攀了……。

林　不不，我們是很好的朋友啊（笑）。你和中園美保（著名編劇，也是「引擎01」的成員之一）也是好朋友吧。能夠一起開開心心吃吃喝喝的異性朋友很重要呢。這也是能夠保持年輕活力的重要因素不是嗎？

和田　沒錯，但對男校出身的人來說，這很不容易呢（笑）。

現在開始做，思秋期以後才能繼續受歡迎

林　最近有很多志工活動，或是從事有興趣的活動，可以在各種場合交到朋友。

和田 或許這樣做動機不單純，但確實有人去運動俱樂部只因爲那裡有不錯的女人。受歡迎這件事，和客觀上的外表是兩回事。有些人受歡迎是因爲和他聊天很開心。不是情人也沒關係，有這種朋友是非常有意義的。

林 同樣的話，有人能說得無聊透頂，有人卻能說得很有趣。說話有趣的人就會受歡迎吧。

我這麼說有點自賣自誇啦，人家常說我的演講又短又有趣喔。我都是不看稿子直接講的。可是在演講之前，不論什麼狀況，我都會先寫一遍下來練習。就因爲推敲再推敲、練習再練習，內容全都記進腦袋裡了。

有些歐吉桑的演講，第一次不受歡迎後，就會把目標放在第二次、第三次，結果就愈說愈長了。那很累吔。

和田 連妳都要一再練習演講，這點有必要讓大家知道。很多人以爲照自己的方式練習就會愈來愈好，其實不然。運動都是先跟別人學了以後再自我練習，演講也一樣，想要加強話術，就要跟話術高明的人學習吧。

林 多少都好，讓自己更進步一點，人生就更開闊了。同樣的道理，經常閱讀的人，說話會比較有趣，這也是理所當然的。

和田 沒錯。閱讀不僅能增加資訊量，閱讀過程中還會學到書中的邏輯。但是很多人過了四十歲就捨不得做這種精神上的投資了。

林 這種精神面的自我投資，能讓自己說話變得有趣，然後這種好處會回饋到自己身上，讓自己受歡迎。

另外，適度地開開黃腔也是受異性歡迎的要素。不過，女人的黃腔可不能開得過火、超過男人。不要斷然否認對方，說些「討厭啦！」、「你真是的！」這種程度的曖昧回應是可以的。這種女人會廣受歡迎，人生也會很開心。

我認爲，有幾個很棒的異性朋友，以及進入思秋期也不自我放棄，依然積極經營自己的人生，這些都將改變人生的充實度。

林真理子

一九五四年出生於山梨縣，日本大學藝術學系畢業後，擔任廣告文案撰寫人。一九八二年的作品《買個好心情回家吧！》成爲暢銷名著；八六年以《如果趕上最後一班飛機》、《到京都》榮獲第九十四屆直木獎；九五年以《戀戀白蓮》榮獲第八屆柴田鍊三郎獎；九八年以《大家的秘密》榮獲第三十二屆吉川英治文學獎；包括《野心的建議》等近作，屢屢造成轟動。著有現代小說、歷史小說、散文等，作品風格廣泛，筆力常帶尖銳的批判性。

Chapter

1

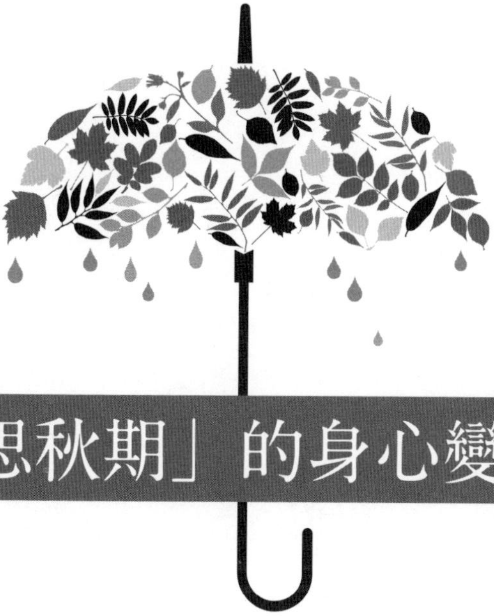

「思秋期」的身心變化

感覺進入「人生之秋」的時刻

聽到「思秋期」，或許有人會想起岩崎宏美的歌。尤其像我這種五十五歲左右的人，這首歌總能喚醒當時種種的回憶。

阿久悠所寫的歌詞，主題是「思春期的結束」，描述十八歲到十九歲間，失戀、畢業這一段青春詩篇，他將「最美好的季節結束了」這種心情，與引人沉思的秋天重疊，於是取名爲「思秋期」。

不過，我在本書中所提倡的「思秋期」與之不同，我指的是就整段人生來看，「令人想到秋天的時期」。

我完全沒有挑歌詞毛病的意思，如果說思春期、青春期是人生的春天，那麼接下來應該是人生的夏天吧。人生的盛夏時期，也就是壯年期，它的別名是「朱夏」。十幾二十歲的人，還不到迎接夏天的時候。

用人生四季來比喻的話，真正迎接秋天來臨而突然感覺到秋天氣息的時候，應是四十到六十歲，換句話說，這時候才是真正的「思秋期」。

從醫學上的分類來看，兒童期和成人期中間是思春期（青春期），成人期之後是老年期（老人期）。人類的身體是爲了生殖這個重要目的而變化，因此才會有這樣的分類。

也就是說，人類在十幾歲的時候性荷爾蒙分泌旺盛，能夠完成生殖活動；這個從小孩轉變到大人的時期，就是思春期。

在這之前，雖然男女已經有外生殖器的差別了，但不能生小孩，因爲這時候的荷爾蒙是中性的。到了思春期，男生會分泌大量的男性荷爾蒙，女生會分泌大量的女性荷爾蒙，因而分別成爲「男性」和「女性」。男孩子的陰莖長大後，就能射精，女孩子的乳房脹大後，就會迎接初潮。亦即，男孩、女孩分別「轉大人」，成爲可以生育下一代的男人和女人。

思秋期的兩大變化

與思春期相反，思秋期指的是失去生殖能力，由大人變成老人的時期。男人的男性荷爾蒙會減少，女人的女性荷爾蒙也會減少，兩者都漸趨中性化，大約和向來所稱的「更年期」是同個時期。

在此時期，不僅性荷爾蒙產生變化，大腦的額葉也會開始老化，神經傳導物質「血清素」也會減少，因而出現前面提到的「情緒委靡」的徵兆，但通常不會發覺這種變化。

思春期時情感充沛，大家都覺得理所當然，但到了四十歲、五十歲，有人的心靈依然年輕，有人卻已經衰老了，差別相當大，這點不可不注意。

思秋期，我們的身體會產生「性荷爾蒙改變」以及「大腦（額葉）開始老化」這二大變化。我的專業是老年精神醫學，我不把成人與老人之間的這段時期，單純地看成由荷爾蒙改變所造成的「更年期」，很早以前，我便提倡「思秋期」這個說法才最適當。我們的身體和大腦，經過「思秋期」就會產生相當大的變化，其變化程度和思春期差不多，甚至有過之而無不及。

思春期和思秋期，都是邁向「下個階段」的準備期

思春期時，我們獲得的不只有生殖能力而已，思春期同時也是奠定自我認同的時期。美國的發展心理學者愛利克·艾瑞克森將「青少年期」稱爲「青春期」，他表示，人們會在這個時期獲得自我認同。亦即，這是一個思考自己是什麼樣的人、決定將來的志向、要過怎樣的人生的時期。

在此之前，也就是尚未確立自己是什麼樣的人，這時候會和好朋友崇拜同一位偶像，或者和好朋友留同樣的髮型、做同樣的打扮，追求「同一化」，但是，隨著年齡增長，會愈來愈清楚「自己喜歡這個，討厭那個」。

於是，慢慢確立起自我認同。

當無法順利確立自我認同時，就無法對社會、團體產生歸屬感而陷入不安狀態。於是，有些人會一直守著青春期心思而延遲成長，一如一九七〇年代，已故精神分析醫師小此木啟吾所提出的「拒絕長大的人」一樣。也有人認爲，始終維持「飛特族」、「尼特族」狀態的人，原因就出在他們青春期的生活方式上。

我們都是在思春期時，一邊確立自我認同，一邊規畫未來人生。想當醫師、想成爲受歡迎的人、想當家庭主婦等等，從周遭的大人或是書本中找尋典範，思考自己想成爲怎樣的大人。

同樣地，思秋期是從「生殖」這個責任中解脫出來，決定自己將成爲怎樣的老人的準備期。

思秋期的生活方式，決定老年生活幸不幸福

話雖如此，四十到六十歲這個階段，正是工作上能否出人頭地、倖存下來的競爭高峰期直到迎接退休時期。而家庭上，正是小孩升學、就業、結婚等人生大事接踵而至，生活環境瞬息萬變的時期；從房貸到夫妻關係，很多時候都叫人不得喘息吧。

正因爲如此，如果沒有「更年期障礙」（如後述，男人也有）所造成的身心不適，恐怕難以察覺到自己正處於「進入人生之秋的時期」。

不過，我並無意恐嚇，年紀大了以後，從健康狀況到經濟能力，思秋期的生活方式都可說是走上幸福或不幸的分叉路口。

總而言之，思秋期大致會發生兩大變化。

一個是荷爾蒙平衡改變，另一個是額葉功能低下。兩者均會造成身體及心理的偌大變化。思秋期堪稱大人轉老人的過度期，如果我們過得漫不經心，後果是很危險的。

說得明白一點，四十多歲就身心都衰老的人，其實比想像還多。但是，也有人像吉永小百合那樣，年過七十依然是個「有魅力的女人」。換句話說，老年人的狀況因人而異，甚至可能天差地別，端看你如何度過發生這兩大變化的時期——思秋期。

荷爾蒙低下帶來的身心變化

荷爾蒙的分泌於二十多歲達到巔峰狀態，到了中老年就會慢慢減少。而荷爾蒙減少所帶來的影響，造成身心出現各種不適，也就是所謂的「更年期障礙」。不只女人，男人也有更年期障礙，這點已相當爲人所悉，相信各位都知道了吧。

女人在五十歲左右，女性荷爾蒙驟減，並且開始停經，而男人的男性荷爾蒙通常是隨著年齡慢慢減少。不過，有些男人不是因爲年齡，而是壓力等因素導致男性荷爾蒙驟減，這種情況稱爲「LOH症候群」（晚發性性腺功能低下症候群），因爲這個原因而於更年期出現各種症狀，就稱爲「男性更年期障礙」。

症狀有疲勞感、發熱感、發汗、暈眩等身體症狀，以及憂鬱、體力下降、專注力及記憶力低下等精神症狀。不過，有人完全感覺不到這類自覺症狀，因此過去才會不知道男人也有更年期障礙這回事。

已故漫畫家原平於面臨五十歲之際深受男性更年期障礙之苦，此事經媒體披露後，大家才終於知道男性也有更年期障礙。

爲慎重起見，我必須再說明一下，男性荷爾蒙不只男人有，女性荷爾蒙也不只女人有。只不過青春期以後、成人期這段時間，男人大量分泌男性荷爾蒙，女人大量分泌女性荷爾蒙，於是各自的性荷爾蒙占上風了。

到了思秋期（更年期）時，性荷爾蒙停止大量分泌，但各自原有的異性荷爾蒙還殘存著，因此成人期的荷爾蒙狀態便失衡了。

結果，有些男人原本肩膀寬闊、肌肉發達，卻變得圓滾滾的，甚至胸部都長出來了。相反地，女人當中也有人長出鬍鬚，身材粗曠壯碩，個性也變得好鬥且具攻擊性。

簡單說，明明是男人，卻變成了「歐巴桑」，明明是女人，卻像個「歐吉桑」。老人家往往乍見之下分不出是老先生或老太太，這是因為他們像幼兒那樣中性化了，以致必須從服裝打扮來判別是男是女，而這個轉變的起始點，就是在思秋期。

男性化性格及女性化性格的背景

所謂男性化性格，指的是活潑、善於外交，簡單說就是主動且積極，而造成這種性格的主因就是男性荷爾蒙。男性荷爾蒙不僅能射精生育，它也是狩獵謀食、禦敵護子這類活動的泉源。相對地，女性荷爾蒙主宰著生產、慈愛育子之類的內向性格。

換句話說，性荷爾蒙不光是讓男女性交而繁衍後代，它還具有性別上的功能，幫助男女雙方順利度過養兒育女時期。

我想說的是，男性化性格及女性化性格的背後，性荷爾蒙的力量可說影響甚鉅。

例如，不少女性政治人物具有男性化性格，被稱為「名譽男性」，從停經時期開始，她們的荷爾蒙平衡狀態也確實變成男性化了。此外，或許負責巢中大任這個動物性生理使然，女性當家的傾向始終強烈。太太變得強悍，先生被壓得死死的中老年夫妻並不稀罕，荷爾蒙變化就是原因之一。

稍微離題一下，我反對（現行選舉制度下的）女性首相。理由是，就生物學來看，女性一旦成爲國家領導人，就有可能退位後繼續操控政權。

在日本現行的兩大政黨制度下，不論再有名，一旦選舉落敗，就沒有任何權力了，因此，當過總理的人都會想方設法保有影響力。我認爲，女性成爲首相，退位後一定會更想操控政權。

喜歡氣勢凌人、以高壓手段掌控一切的，可不只藝能界的女頭頭而已。由於擔任議員和企業要職的女性比較少，日本被說成是一個女性難以出頭天的國家，但是，這種狀況有一個很大的目的，就是維持社會和組織的多樣化。

無視原本的女性性格，將男性性格較強的女性說成是「具有領導能力」而讓她當上領袖，反而無法朝我們希望的多樣化前進。我認爲應該更重視女性性格，再來選擇政治人物和領袖比較好。

人類從情緒開始老化

「喂，你看那個電視上的女演員，她是誰啊？名字想不起來……」

這種經驗愈來愈多後，就會開始覺得自己是不是老了。

或者，出現「上下樓梯都很吃力，總是想找看看有沒有電梯」這種體力衰退現象，便會認爲自己「年紀大了啊」。

不過，比起這種「認知力」、「體力」，人類其實是從「情緒」開始老化的。

什麼是情緒老化？

具體來說，就是「做做看！」、「加油！」這種自發性或意欲下降了，或是「一發脾氣就停不了」、「老是哭」等無法有效控制情緒的現象。

那麼，爲什麼是從情緒開始老化呢？這是因爲執掌情緒的大腦額葉，是人類身體中較早老化的部分，它比大腦中與記憶、認知能力相關的部分，以及關係到體力的肌肉等，都還要更早開始老化。

額葉是指大腦前方、額頭內側一帶的部分，是情緒、創造性的司令塔。負責開心而笑、悲傷而哭、吵架而生氣這類原始情緒的，是大腦的「邊緣系統」，而額葉主宰更微妙的情緒，以及由情緒引起的高階判斷。

舉例來說，「雖然喜歡啦，但還是討厭」這種人際關係上的微妙之處、看電影或小說而深受感動、心動而想要創作的念頭，這些感受都源自於額葉。此外，「想做做看！」、「加油吧！」這類想法、好奇心等自發性情緒，以及情緒轉換等，都是額葉的功能。

有些人退休後，從此不必再去上班，就突然變得無精打采，快速衰老，這也是額葉功能低下的關係。

我是一名專門研究老人的精神科醫師，至今看過數千張電腦斷層掃描（ＣＴ）與磁振造影（ＭＲＩ）所拍攝的高齡者腦部照片，發現即便是未罹患失智症的健康人士，只要年紀一大，大家的腦部都萎縮了。很遺憾，只要年紀大了，人類的大腦就會生理性地萎縮。

此時，並非整個大腦一起萎縮，而是從額葉開始萎縮。

雖然額葉萎縮了，但並不會立即失去功能，智能也不會特別改變，但是，驚訝、憤怒、悲傷、歡喜這類情緒變化就會很明顯。如果不在意這些變化，認為「那是老人家的事」、「老化？還早吧」就危險了。

情緒的敏銳度，亦即額葉的功能，是最早衰退的，而衰退之始，其實就在四十到六十歲，也就是思秋期。

額葉的功能與ＥＱ息息相關

相信很多人都聽過「ＥＱ」一詞。

ＥＱ指的是好好控制情緒、利用情緒的能力。暢銷書《ＥＱ：決定一生幸福與成就的永恆力量》（*Emotional Intelligence: Why It Can Matter More Than IQ*）作者丹尼爾．高曼

（Daniel Goleman）表示：「四十歲以前，ＥＱ會隨著經驗的累積而順利提升，過了四十歲就會開始走下坡。」似乎說明了ＥＱ與額葉功能有關。

ＥＱ的五大要素：

1 正確知道自己的情緒
2 能夠控制自己的情緒
3 想法樂觀，或是為自己找動機
4 知道對方的情緒
5 具備社交能力、人際關係能力

而第二項的「情緒控制能力」，確實從四十歲就開始走下坡了。

年輕時工作總是衝衝衝的人，隨著經驗累積，個性愈來愈成熟穩重，但到了四十多歲、五十多歲，卻又動不動就發脾氣，這種狀況時有所聞，應該也是額葉老化了吧。

此外，有些人過去為了出人頭地甚至去巴結上司，但從某個時期開始卻放棄更上一層樓的想法，也不願再去建立新的人際關係。這是因爲第三項「找動機的能力」和第五項「人際關係能力」逐漸退化所致。

「因爲下屬說話不客氣而火大」應該也是EQ低下的關係吧。

四十到六十歲這個階段，不努力的話，EQ能力和額葉功能都會下降，創造性也會明顯低落。

雖然日本人的職場文化是不太能違逆前輩和上司，但是，人際關係能力和創造性都偏低的中老年人，每每被後輩或下屬「不夠客氣的說話方式」惹惱時，就有可能變得在公司無立足之地。

遠離憂鬱吧！

看到血壓、血糖這類健康檢查數值就感到忐忑不安的人，相信不在少數。由此推之，四十歲開始，體重會增加、腰圍會變粗，這些人開始擔心會罹患「代謝症候群」。

於是，有人很注重飲食，有人常上健身房。我們都知道，熱量攝取過多又運動不足，容易引起動脈硬化，這會造成糖尿病、心肌梗塞、腦中風等骨牌效應。總之，飲食及運動是預防生活習慣病的不二法門。

此外，思秋期須特別注意的就是憂鬱症。

在日本人的死因中，四十幾歲年齡層的第一名是癌症，其次就是自殺了（如果單以男性來看，自殺爲死因之冠）。而五十幾歲的人，癌症、心臟及腦血管疾病的致死機率增加，但自殺仍高居死因第三名。據說五至八成的自殺者有憂鬱症，由此可見，四十歲以後如何遠離憂鬱症，是健康及長壽的重點。

事實上，四十歲以後罹患憂鬱症的人愈來愈多。根據日本厚生勞働省的調查，憂鬱症患者最多的年齡層是四十幾歲，男女皆然。而根據公益財團法人日本生產性本部的調查，表示「患有憂鬱症等心理疾病的員工中，以四十幾歲占最多數」的企業高達百分之三十六點二，同樣居冠。

四十歲以後的憂鬱症，與荷爾蒙平衡改變息息相關，因爲性荷爾蒙分泌量下降，容易造成自律神經失調。其實，罹患憂鬱症的話，更年期障礙的自覺症狀會更嚴重。

而且，這個年代，一如之前所述，工作及家庭方面都會起變化。

就算在人際關係上已經精疲力竭了，然而這個社會就是成果主義及實力主義至上，於是有人硬撐到精神痛苦不堪。也有人回到家仍不得休息，得爲了子女的考試、就職而憂勞，也有人必須照顧年邁生病的父母。

並非意志堅強就不會憂鬱。

在身心都起大變化的時期，加上這種社會性、環境性因素，人類比想像中還要容易得憂鬱症。它絕非不治之症，但生這種病是非常痛苦的。

憂鬱症一旦惡化，並不容易治癒，因此有煩惱不要悶在心裡，應找家人或朋友訴訴苦。難受的時候也別硬撐，宜多休息，找醫師或諮商師談一談。

思秋期應努力做好兩件事

思秋期有兩件「應該做好的事」。

第一件是預防老化。也就是身體的抗老化。宛如滑翔機在空中飛行後即將著陸般，我們要平穩地延長從成人期到老年期這段移轉時期。

到了思秋期，不少人在意健康狀況而住院健檢，對檢查數值感到緊張。關心健康，早期發現疾病，的確能夠減少因心臟疾病或癌症而於幾年內病逝的風險。

不過，這樣做並不會讓你恢復年輕或者更健康。如果你現在很健康，那就讓自己保持在更佳狀態，讓健康延續到未來吧。

年紀大了以後，除了身體機能下降，皮膚也會增加皺紋和斑點。提到抗老，一般人往往認為是指美容，但其實只要能夠抑制老化，讓人如願以償地保持年輕活力，這樣的方法和理論都算是抗老。

許多學說雖然未能釐清「為何會變老」這個老化的機制和原理，但它們是經過各種實驗驗證的，以這些學說爲基礎而盡可能抑制老化的手法，都算是抗老術。

另一個在思秋期應該努力做好的事，就是在大腦額葉老化之前，先考慮好老後的人生。

例如，先想好「我老了以後，要像某某人那樣」，然後擬定計畫，朝目標邁進。亦即，「身體的抗老化」及「做好將來（老後）的打算」這兩件大事，請務必於思秋期時確實準備好。

本書中，我將處於思秋期的人們可以保持年輕朝氣的方法，輔以學說及經驗法則一一說明，並從下一章開始，推薦我所思考出來的保養之道，包括可以自己著手的方法，到最新的醫療技術等，各位不妨一試。

要以何種身分度過人生

之所以必須在思秋期時做好將來（老後）的打算，是因為等到額葉老化，就無法進行靈活的思考了。

變得無法接受嶄新的想法、受縛於陳舊的價值觀，正是額葉老化的徵兆。而年紀一大就變成「頑固的大叔」、「偏執的大嬸」，這點我會在第三章詳細說明，主要就是因為額葉老化，難以切換「思考開關」的緣故。

但還是有一些老人的思考很靈活，聽年輕人講話總能聽得津津有味，能為自己找到樂趣，這是因為他們的額葉尚未老化的關係。

因此，額葉也要抗老化，這點相當重要，但更重要的是，必須「趁年輕（也就是思秋期），做好老後的打算」。

要訣就是，想清楚自己老了以後要以何種形式、何種身分生活下去。也就是說，事先想好要做什麼事、要怎麼做，確定老後的生活模式。

我在研究所教導臨床心理學，我的學生中，有人是屆齡退休後才來就讀的，他們想要在六十五歲以後成爲臨床心理師。

簡單說，他們有衝勁、有企圖心，這是因爲他們的額葉還很年輕，所以不論年紀多大，有新的想法都能付諸實踐。

其實人生有很多種生活方式可供選擇，卻往往被「已經年過五十」、「都到這把年紀了」這種想法而窄化了。

有人想要「永遠保持年輕」吧。「我想過神仙一樣的生活」、「我想要成爲維持健康的保健專家」、「我想要有女人緣」等，你的生活方式可以是這類內容，即便是平凡無奇或不太可能實現的也無妨，反正極端與極端之間就有現實，想法還是開闊一點比較好。

不過，年紀大了以後，就算是在常識範圍內，也不太容易想得到方法，因此，要訣在於趁思秋期時就開始思考。

渾渾噩噩過日子，無法成爲有用的老人

十幾歲的思春期，是一個滿腦子都是異性的時期。這是因爲性荷爾蒙一口氣暴增，變得很想發生性行爲。爲此，青少年總是想著「如何能受異性歡迎」、「我的魅力到底是什麼」，甚至煩惱著「我到底該怎麼活下去」。

當然，答案不是那麼容易找到的。

「念書不可輸人」、「在運動方面要多下工夫」、「要說話說得比別人更有趣」等等，如此一邊思考一邊努力，努力了好幾年才愈來愈進步。這就是確立自我認同的過程。

思春期除了是擔任生殖角色的準備期，它同時也是讓自己成爲社會一份子的準備時期。

相對地，思秋期是從各種束縛及限制中解放而得自由的過程。

四十到六十歲的這段時期，我之所以稱爲思秋期，是希望大家把它視爲和思春期一

樣，都是「思考」未來的一個重要時期。

換句話說，這是一個好好思考「我要這樣老下去嗎？」、「我想成爲什麼樣的老人呢？」、「我要以什麼方式活到生命的盡頭呢？」等問題的機會。

最近人們都在談「終活」，但若是僅爲臨終做準備，稱爲「老後」這段時期顯然太長了。以六十五歲來說，男性平均還有十九點八年要活，女性還有二十三點九七年（根據二〇一三年日本的簡易生命表），因此，與其去計畫該怎麼臨終，計畫該怎麼活下去更重要。

思春期時，什麼都不想、都不苦惱的人，應該成不了有用的大人吧。

同樣地，渾渾噩噩度過思秋期的大人，無法成爲有用老人的可能性相當高。

過了思秋期，額葉持續老化，要接受或思考新事物都變得更困難。因此，在思秋期時好好思考將來的事，讓頭腦能夠自由發想，這點很重要，也能夠防止額葉功能低下。

重視「思秋期」的理由

思秋期有一件很重要的事，就是打破之前的常識。「粗食有益健康」、「肉類對身體不好」等健康常識便是其中一例，而且，這麼做當然也是爲了活化我們的額葉。

「唉呀，船到橋頭自然直。」這種想法最糟糕了。什麼都不去思考的話，宛如被放到輸送帶上面一樣隨波逐流，在六十至六十五歲之間屆齡退休，此時，如果已經是個意欲下降的「老人」，那會如何？就算經濟上多少有些寬裕，也難以算是「幸福的人生」吧。

要活力充沛地活下去，其實沒什麼特別招數，就是身心都健康。在國民年金等政府福利靠不住的這個時代，該如何倖存下去？包括我在內，即將成爲高齡者的所有人都必須好好思考這個課題。

今後，我們期待的是一個「年輕有活力的超高齡社會」。這種說法或許有點矛盾，但是，如果社會上盡是老態龍鍾的老人，那麼整個社會就衰退下去了。

然而，如果每個人都年輕有活力，便不會是個衰退的超高齡社會，而是「成熟的社會」。

你去歐洲就會發現，開保時捷兜風的、穿香奈兒套裝的都是高齡者，他們不是「老人」，是「大人」。

根據《二〇一四年版日本高齡社會白皮書》，六十五歲以上的人口比例（高齡化率），已經占日本總人口的百分之二十五點一，亦即每四人中就有一名「老人」。預計二十年後，將會上升到百分之三十三點四，亦即每三人中就有一名「老人」。

超高齡社會於不久的將來肯定造訪，屆時人們過得好嗎？生活的品質如何？這些問題的答案，視人們如何度過思秋期而定。

Chapter

2

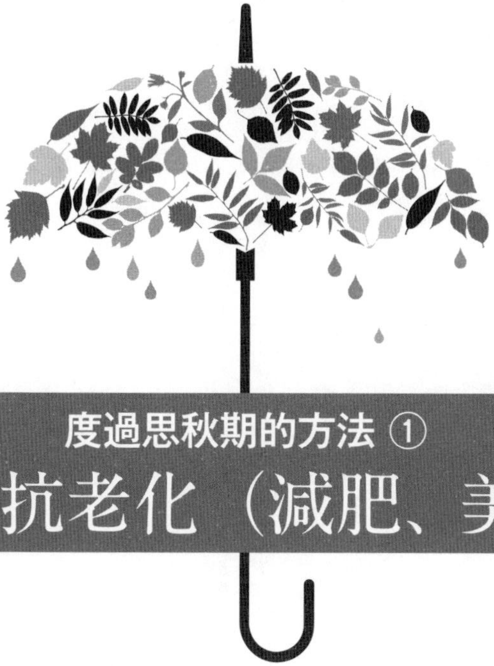

度過思秋期的方法 ①

身體抗老化（減肥、美容）

保持「想年輕貌美」的心情

打扮得漂漂亮亮出門，心情便不覺快活起來，想必大家一定很常有這種經驗吧。很多男人一穿上西裝、打上領帶，心就振作起來，很多女人一化妝打扮，心情就變得積極正向。

相反地，假日一整天穿著睡衣在家閒晃，反而會放鬆過頭而讓身體狀態失衡。

像這樣，人的心情好壞不是由內在自發出來，而是受到外在狀況的影響，這種想法在現代的行動療法與認知科學中，愈來愈受到重視。

行動會改變人心，也會改變身體狀態。這是因爲採取能讓心緒沸騰的行動，自然能讓大腦和身體的狀態變佳。

讓自己的外觀、外表更好，正是這類行動之一。

例如打扮得年輕一點，心情也會跟著變年輕。

反之，如果打扮得「一看就是大叔」、「大嬸味十足」，連心理都會變成「大叔」、

「大嬸」。雖然很不可思議，但自己制約了自己後，姿勢、動作、表情都會變得很中年，甚至會胖嘟嘟、皮膚暗淡無光。

有句話說「由外而內」，預防老化正該如此。

荷爾蒙和額葉的功能，與心理狀態息息相關。心情興奮，荷爾蒙的分泌及額葉的活動就變活潑，若是沉鬱，則會處於停滯狀態。可見，「想看起來很年輕」這個心思，超乎想像地重要。

進入超高齡社會以後，如果放眼望去盡是無精打采的老人，那可糟了。興趣也好、服裝也好，美容也好、化妝也好，什麼都可以，只要讓外貌變年輕，心靈、大腦和身體也會跟著一起逆齡，這就是抗老化的第一步。

採取主動積極的生活方式，保持年輕的外貌——這是思秋期不可忽略的要事，請務必養成這樣的好習慣。

思秋期時，「不吃減肥法」是禁忌

或許有人認爲，要顯得年輕，那就不得不減肥！

可是，思秋期以後的減肥，最該避免的就是「靠減少飲食來減輕體重」。說到減肥，很多人誤解成減輕體重，但減肥原本是一種保持健康的方法，如果減輕體重卻失去健康，就算瘦下來也談不上美。

「不吃減肥法」肯定會造成營養不足。蛋白質、脂肪等營養素不足後，外觀確實會顯瘦。

不過，這種減肥方法會導致肌膚失去光澤、白髮增加、毛髮減少等，反而讓外觀顯得更老更難看。而內臟不健康的話，人也不可能變漂亮。

從細胞層次來看，酵素、輔酵素（許多稱爲維他命）及微量元素不足，均會直接連結老化。再說得專業一點，就是導致燃燒糖質和脂肪而產生能量的「代謝回路」無法順利運作。

也就是說，「不吃減肥法」對身體的傷害會確實導致老化，結果反而造成肌膚失去光澤。這時候才來求助化妝品或美容醫療，不但本末倒置，也是光燒錢而效果不彰罷了。若能讓內臟恢復年輕健康，自然外觀就顯得年輕健康。

即便不是思秋期，年過三十五歲，如果飲食方式同年輕時代一樣，體重就會增加。於是有人上健身房，然後被告知「這是因爲肌肉量隨年齡減少，導致基礎代謝下降的關係」。

這麼說雖然沒錯，但最根本的原因是，細胞層次中的代謝回路（從糖、脂肪取出能量的機制）已經不像年輕時代那樣運作順暢，而是漸漸衰退。

換句話說，是因爲某種老化現象開始才變胖的。那麼，在思秋期如果不好好從細胞層次開始保養，就算運動也不會變瘦，當然也無法抑制老化。

那麼，該怎麼保養呢？

這裡提供一個蕭夏博士提出來的方法。蕭夏博士擔任世界抗衰老醫學會副會長，是一位實力派大師，許多演員、運動選手、皇室成員等世界名人都是他的患者，在醫學會、營養學會、美容界等深負重望。

蕭夏博士重視的不是減少食量來變瘦，而是「讓身體恢復到過去那種吃不胖的狀態」，並基於「老化的原因是『細胞發炎』」這個理論，提出將發炎抑制到最小狀況的各種方法，並加以實踐。

我個人十分敬佩蕭夏博士的方法，並直接接受他的指導，開設了「和田秀樹身心診所」。以下介紹我在診所所做的說明及實施的內容。

「身體氧化＝細胞發炎」，如何預防？

要遠離老化、恢復青春，就要避免蕭夏博士指出來的「身體氧化」。金屬氧化會生鏽，同樣地，身體氧化也會生鏽、陳舊。

而氧化的原因就是細胞發炎。

形成人體的細胞，外面包覆著一層細胞膜，這層細胞膜不單單是防護罩的作用，它還能傳送必要的營養素、交換訊息，相當重要。

細胞膜受傷的狀態就是「發炎」。

舉例來說，腳踝扭傷後會腫脹而疼痛發熱，這就是爲了修復韌帶或周邊組織而分泌出各種物質的證據。細胞膜受傷也一樣，會在細胞層次發生同樣的事。

大家都知道，皮膚、頭髮、內臟、骨頭、大腦等，所有器官皆由細胞組成。細胞「發炎」，表示構成細胞膜的物質失衡，無法將營養傳送到細胞裡面，導致功能下降——蕭夏博士指出，這就是所有老化現象的原因。

活性氧等自由基（不穩定而容易反應的分子或原子。不穩定的話，就會破壞細胞）也會傷害細胞膜而引起發炎。反之，細胞膜發炎的話，體內的自由基會增加而加速炎症的發生。

我們透過呼吸而吸入的氧氣，能夠燃燒糖和脂肪以獲得能量，但這時候也會產生自由基。自由基具有殺菌作用等有益人體的一面，因此並不是徹底的壞東西。我們本來就得靠氧氣才能存活。

只不過，氧氣會造成「生鏽」。讓身體生鏽這種氧化，它本身不是病，是一種自然現象。雖然人人都想避免，但只要上了年紀，某個程度的炎症是免不了的。

蕭夏博士的想法是，那麼，我們就盡量不增加炎症反應，不讓炎症反應擴大。

「看不見的過敏」妨礙腸道健康

細胞發炎的原因當中，蕭夏博士特別重視「慢性過敏」。

說到過敏，很多人想到的是對牛奶過敏、對蛋過敏這類急性過敏。初春時節，很多日本人所苦惱的花粉症便是典型之一。對花粉起過敏反應後，身體會釋放出化學傳導物質「組織胺」而造成鼻水直流，有時也會噴嚏連發，眼睛發癢，眼淚流不停。

這是因爲過敏原接觸到細胞表面而引起明顯的反應。

而慢性過敏是指慢慢在身體裡產生的過敏，也就是所謂的「看不見的過敏」。或許各位當中，有人曾有「吃了蘋果後嘴巴癢癢的」、「吃了火腿後覺得噁心」的經驗，我想很多時候是輕微到自己也沒有發覺。

千萬不可因爲症狀比急性過敏輕微就予以忽略。

慢性過敏的問題在於，它特別會引起腸道的炎症反應。細胞膜發炎會造成身體持續氧化，也會無法將營養送到細胞裡面。蕭夏博士表示，這種狀態會延續好幾天。

由於症狀不像急性過敏那般明顯，很多人頂多是「總覺得身體懶懶的」、「最近放屁好臭」這個程度而已，既不會太在意，也沒當成問題看待，但在這段時間，老化已經在進行了。

補充說明一下，花粉症等急性過敏也有可能引發細胞發炎。只不過，有人相信「盡量忍耐不吃藥，這樣對身體比較好」，其實，忍耐形成壓力，反而損及健康。

請記住，如果症狀嚴重，就要設法控制，這也是抗老方法之一。

腸道狀態不佳，肌膚狀態就不佳

慢性過敏造成腸道發炎的話，吃下去的食物就無法充分消化吸收，也無法將營養素傳送到細胞。

而且，腸道不僅有消化吸收的功能而已，尤其，身體的免疫細胞有八成集中在小腸，因此它也負擔免疫功能。

免疫功能確實發揮作用的話，就算自由基造成基因受損而形成癌細胞，也能夠加以消滅。但免疫功能下降的話，就沒有力量排除造成細胞受損的異物，也沒有力量修復受損細胞。

要預防老化，保持腸道健康是非常重要的。

腸道狀態不佳，全身都會受到影響。相信不少人有這樣的經驗，便祕的時候，身上會起小疹子，皮膚也容易暗沉，這是因爲腸道無法排淨毒素，毒素便透過血液運送到全身所致。

大家都知道腸道中有無數的腸內細菌。腸內細菌可分為三種：能夠幫助消化吸收而對身體有益的益菌、製造出有害物質的壞菌，以及往占優勢那一方靠攏的中間菌；這三種菌維持著平衡關係。

身體一旦氧化，壞菌會增殖，中間菌也會加入壞菌陣容，於是腸內環境便急遽惡化了。因此最好建立一個觀念，如果放著下痢和便祕不管，就是放任自己老化下去。

向來有種說法，有喝優酪乳習慣的地區，人們比較長壽。這是因為喝優酪乳能夠補充乳酸菌這種益菌，具有調整腸內細菌平衡的作用。這是祖先傳下來的生活智慧，也是合理的預防老化方法。

由這種腸內細菌研究發展出來的最新醫療「腸內菌叢移植術」，目前已經應用到臨床上，而且在抗老化及增進健康方面成效卓著，在各種疾病的治療，乃至重度的異位性皮膚炎和癌症，都有不錯的成績。這點，我在第五章會詳細說明。

找出慢性食物過敏的方法

一般來說，只要發現慢性過敏，避免吃到成爲過敏原（導致過敏的抗原物質）的食物，就能抑制腸道等身體部位的氧化，進而提高阻止老化的可能性。

想知道什麼是你的慢性過敏原嗎？只要檢查就能正確判別出來。我的診所提供高達一百二十種慢性食品過敏篩檢服務，但全部做完要花上一筆錢就是了。

不過，並不是非花錢不可。其實只要傾聽身體的聲音，就能夠發現慢性食物過敏了。具體的做法是，把吃下去的食物全部記下來，如果身體發懶、覺得不舒服時，就確認一下數小時前自己吃下了什麼。

如果老是吃同一樣東西就出現明顯的症狀，那麼，那樣東西很可能就是你的過敏原。光是找到不適合自己吃的食物，就是防止氧化的一大進步。

「吃下這個，身體就會懶洋洋的」、「吃下這個，一整天放屁都好臭」，這些都是體內發生壞事的警訊，很可能在不知不覺間造成身體氧化。大家應該找出這些訊息，避免吃下會成為過敏原的食品。

如果吃下什麼而身體起疹子的話，我們可以不再吃它，但是，體內發生看不見的過敏反應，我們通常不會發覺。

因此，建議大家務必在思秋期時確認清楚。這是避免身體氧化而一路老化下去的對策。如果實在放心不下，不妨到醫療院所等機構詳細檢查。

除此之外，也請多多攝取能防止氧化、具有預防老化效果的食品。前文提到，喝優酪乳能夠調整腸道內細菌的平衡，另外還有幾種食物也具有防止氧化功能，建議大家日常飲食即可多加攝取。

諸如此類的思秋期生活術，將於後面的篇章介紹給大家。

要保持年輕，就要多關心荷爾蒙

如前一章所述，到了思秋期，男人會逐漸減少男性荷爾蒙，女人會逐漸減少女性荷爾蒙，亦即，男女都會一點一點喪失「性別」而趨向中性化。

過了這個時期就是「老人」了，因此，延長思秋期就是延緩老化。

換言之，我們要思考如何平穩地延長思秋期，如何慢慢地步入老年期。

女性的話，停經前生理周期開始紊亂，就是走向中性化的時期了。日本女性的停經平均年齡是五十點五歲，而且是從十年前開始出現生理周期不順的情形。這是「性荷爾蒙開始減少，要進入思秋期」的警訊，必須採取對策。

思秋期相當於所謂的「更年期」，在這個時期，由於荷爾蒙失衡，許多人會有各種身心不適症狀，這就是「更年期障礙」。

從前，大家一直以為女性才有這種障礙，但最近出現「男性更年期障礙」、「遲發性性腺功能低下症」（Late-onset hypogonadism）等名詞，大家才明白男性在這個時期也會發生一些困擾症狀。

比較常出現的現象有疲勞感、倦怠感、抑鬱、上火、虛寒、多汗、心悸等。此外，有人會有殘尿感，也有人苦於肩頸痠痛、關節疼痛。有時還會有膽固醇上升、血壓變動劇烈的狀況。

有人會失去性欲，覺得性交很麻煩。甚至常常得面對具體的現實，例如，男性是無法勃起，女性則是陰道乾澀等。

爲何會出現這麼多各式各樣的症狀呢？原因就出在性荷爾蒙急遽低下，造成自律神經失調而影響全身。自律神經失調的原因也可能是壓力，因此工作或家庭壓力大的人，會比較容易感受到這些症狀，症狀的影響時間也會拖得比較長。

並非所有人都會經驗到這些症狀。當失調程度大到影響工作、家事等日常生活時，才會被診斷爲更年期障礙。

女性的話，近九成會感受到症狀，但被診斷爲更年期障礙的約爲二至三成。

至於男性，有更年期障礙的人不像女性這麼明顯，這是因爲男性體內睪固酮（男性荷爾蒙）的低下，比女性體內雌激素（女性荷爾蒙）的低下更緩和，於是症狀不易表現出來。不過，也是有人像前一章提到的漫畫家原平先生那樣，深受強烈的自覺症狀所苦，因此千萬不能加以忽略。

不做荷爾蒙補充療法是損失

更年期障礙的症狀太過嚴重時，進行荷爾蒙補充療法是很正常的。可透過貼劑或注射等方式補充不足的荷爾蒙，也就是女人補充女性荷爾蒙，男人補充男性荷爾蒙。

只不過，這種荷爾蒙補充療法，在日本的普及率相當低。

荷爾蒙補充療法在歐美已有三十年以上歷史，近半數更年期女性接受這種治療，因此算是一種標準治療方法。在韓國據說也有近三成的人接受治療，但日本的普及率不及百分之六，低得驚人。

這是因爲日本向來只強調荷爾蒙補充療法的風險。

再加上，許多人認爲「補充荷爾蒙不自然」，於是認定「不自然就有危險」。

的確有報告指出，更年期女性長期進行荷爾蒙補充療法五年以上的話，乳癌發生的風險會略爲提高。

但是，只要看清楚數字，便知道風險只會提高百分之零點零八，而且是持續長期補充達五年以上才會有這種結果。再說，這個數字是美國女性的資料，日本女性的乳癌發生率是西方各國的四分之一，因此接受荷爾蒙補充療法的人，其乳癌發生率應該會更低，這是厚生勞働省的研究班所做出來的報告。

而且，接受荷爾蒙補充療法的人都會定期回診，反而能讓死亡率下降才對。

我想這就是歐美等先進國家普及率高的原因吧。

但在日本，大家無視資料的詳細內容，只是神經敏感地報導「會得癌症，很危險！」，於是導致「荷爾蒙補充療法有危險」這個成見根深蒂固。

錯誤的常識太過泛濫，反而讓日本的女性吃虧了。

男性的荷爾蒙補充療法

對於男性的更年期障礙，也是施行男性荷爾蒙補充療法。「男性更年期障礙」、「遲發性性腺功能低下症」這些名詞造成話題後，接受治療的人略有增加，但還是不夠普及。

理由之一是，日本人有種美的意識，認爲「隨著年紀增長，邁向枯萎也無妨」，對於施打男性荷爾蒙，總有「怎麼可以老是發情似地想做愛」這種抗拒感。

然後，擔心副作用的人依然很多。坊間謠傳「男性荷爾蒙太多，罹患攝護腺癌的風險會提高」，但其實並沒有明確的資料顯示這點。

的確，攝護腺癌有睪固酮的受體，靠著吸收男性荷爾蒙而茁壯，因此，現在有抑制睪固酮這種治療方法。「男性荷爾蒙會導致攝護腺癌」的說法就是這麼來的吧。

但是，攝護腺癌的發生跟男性荷爾蒙無關，只不過，發生後確實會受到影響。因此施行男性荷爾蒙補充療法時，必須謹慎地檢查是否罹患攝護腺癌，做好風險管理。

不過，男性荷爾蒙與攝護腺癌的發生無關，這件事連醫師都有可能誤解，一般人更是不了解。

不論男女，只要罹患具有荷爾蒙依存性的癌症，就不能施以荷爾蒙補充療法。換句話說，的確有幾個事項必須注意，但只要就醫時確實接受診察，聽取說明並仔細溝通過後再進行，「好處」明顯大於風險。

有人認為補充男性荷爾蒙會導致禿頭，但這是不好的男性荷爾蒙「二氫睪固酮」（DHT）造成的。這點，我將在第五章說明。

重視性欲、想要異性緣的心情

補充缺少的荷爾蒙，不僅能緩和更年期特有的痛苦症狀，皮膚和頭髮也會富彈性、有光澤，具有「視覺上」的逆齡效果。

性荷爾蒙的分泌量大降，就該進行荷爾蒙補充療法。但在這之前，談戀愛就能增加性荷爾蒙的分泌。

我不是鼓勵外遇和劈腿，但不論幾歲，都該在意異性的眼光，這點非常重要。想要異性緣，就會讓自己想變年輕，也會更注重外表，當然就能預防情緒老化。

即便不到想跟對方做愛的地步，也會有恢復青春的效果。

常常意識到「我是男人」、「我是女人」，亦即性別上的積極表現，有助於調整荷爾蒙平衡，維持額葉及免疫等功能。因此，不論幾歲，都不能小看性欲、想要異性緣的心情。

被稱讚「好漂亮」、「好年輕」，受邀去吃飯、喝酒，這些受異性青睞的經驗令人愉快。NK細胞（免疫細胞）會因愉悅的體驗而提升活性，也就變得更健康，隨之促進從身體內部變漂亮。

我身邊的女性朋友，有人有這樣的經驗。

她從青春期起，就是大明星鄉廣美的粉絲，經常和幾個五十歲左右的女性一起去看演唱會。演唱會非常嗨，觀眾從頭到尾都站著，興奮地又喊又跳。

據說隔天，「停了好幾年的月經又來了。」

和心目中的偶像近距離接觸，光是小鹿亂撞就能讓荷爾蒙的平衡狀態恢復年輕——這點我也很吃驚。

心理作用與荷爾蒙的分泌竟然息息相關到這種程度，又不是兩人單獨談話，也沒有手牽手，更沒有做愛，但光是小鹿亂撞，就能帶動荷爾蒙分泌旺盛。

幾年前瘋「韓流」時，出現大批追裴勇俊等韓星的「師奶追星族」，雖然她們遭到諷刺和批評，但應該不少人感受到回春效果吧。

思秋期更需要小鹿亂撞的體驗

雖然有「停了好幾年的月經又來了」這種實例，但一般而言，想要失而復得並非易事。

重要的是，失去之前就要採取措施。我總是不厭其煩地告訴大家「思秋期的生活方式決定老後人生」，就是這個緣故。

在意異性目光、保持想受異性青睞的欲望，會讓更年期來得更平穩，甚至延後，這樣的可能性極高。

近年來，大家是不是感受到女性愈來愈逆齡了呢？

現代人即便到了五十幾歲，看起來還是和三十幾歲一樣年輕。我想這和現代人認為四十歲、五十歲、六十歲「都還能談戀愛」有關，真是太好了。

男女都一樣，只要有性別上的積極表現，更年期障礙的症狀就會比較輕微。如果不想依賴荷爾蒙補充療法，最好保持對異性的興趣及性欲。

要保持年輕的話，思秋期的男女都應該讓自己有更多小鹿亂撞的體驗。

若是家庭起風波而形成強大的心理壓力，這樣當然不好，但只要不惹出大麻煩，能增加男女邂逅的機會，就能恢復青春。

提到邂逅機會，應該會想到同學會吧。和當年一起讀書的人重逢，是思秋期的一大恩惠。而國中、高中都唸男校的我，五十歲後才知道損失了這種邂逅的好機會，真是後悔啊。

我觀察我身邊的人，發現他們在年輕時，似乎對同學會興趣缺缺，但過了五十歲，竟不可思議地關心起來了。

常常聽到有人說：「和高中同學相隔三十多年再見面，不由得感到興奮。」也有女性表示：「在同學會上跟心儀的前輩告白，從此經常見面。」其中，也有結了幾次婚又離了幾次婚的男性，跟同樣離了婚的高中女同學見面後，兩人修成正果而且過著幸福美滿的生活。

高中同學的未來發展和生活水準等，都在一定的範圍內，因此很容易談得來，也能了解彼此的價值觀、地域文化的背景等。

與年輕時代那種充滿刺激的戀愛不同，人生經驗豐富的大人，在思秋期來場邂逅並交往，應該很不錯。

Chapter

3

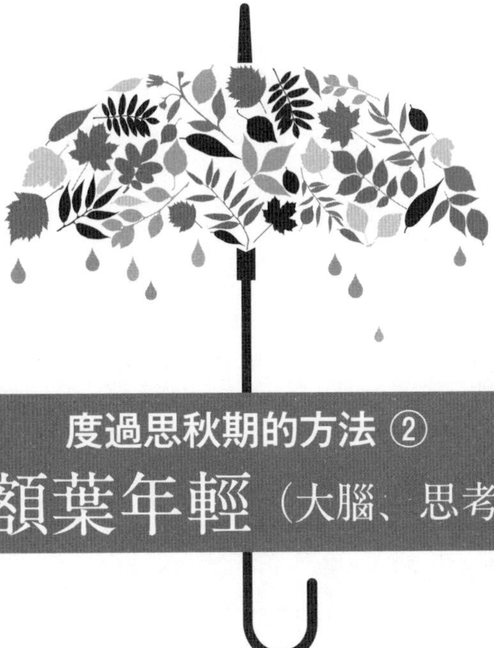

度過思秋期的方法 ②

保持額葉年輕（大腦、思考、心理）

不動腦、不動身體，就會衰老

「四十歲後，體力漸漸衰退，這份工作做不來了，還是退休吧。」先撇除職業運動領域，一般來說從事絕大部分工作的人並不會有此發言，因爲人類的身體功能，在四十幾歲、五十幾歲，幾乎不會下降。

雖然如此，有些職業明明不要求高度的運動能力，卻像軟體開發工程師那樣有所謂的「三十五歲退休論」，他們不會被炒魷魚，但會被調到管理部門或是其他職務。一般認爲其中原因是，在這個進步神速的世界，要記住新事物太麻煩了。

不論何種工作，一旦到了「資深」年齡，不知不覺地，感受到「好麻煩喔」的事情就愈來愈多了。

由此可知，比起運動能力這類身體功能，人類是從心理、情緒開始老化的。

一般來說，年輕時會有許多夢想和欲望，例如，「想做理想的工作」、「想出人頭地」、「想要交到更好的女朋友」、「想過更好的生活」等，這時候有體力，也有努力的力氣。可是從某個年齡開始，就不再那麼執著而變成「不出人頭地也沒關係」、「小孩的成績就是這個樣子了吧」。

或許有人會說這是「看開了，不是很好嗎？」、「變成熟了」，但是，這表示失去年輕活力了（像「草食系男子」一詞，形容對女性、對出人頭地一點都不熱衷的年輕人。這種年輕人的增加，也代表社會整體的老化）。

此外，四十幾歲是憂鬱症好發的時期，苦於「對什麼事都提不起勁」的人也愈來愈多。就算沒糟到這種地步，也很容易出現「凡事看得很淡、不執著」這類「算了吧症候群」。

過慣了消極的生活，情緒就振作不起來。

換句話說，就不會用到和意欲、情緒相關的額葉。

必須注意的是，「不活動就會衰弱」。而且，隨著年齡增長，衰弱的方式會比年輕時候更劇烈。

例如，年輕人骨折的話，在床上躺一個月，骨頭接好就能走了。但老人家發生同樣狀況，馬上就會出現步行困難的症狀，有時甚至臥病不起以至於腦筋遲鈍。原本很健康的人，感冒太久沒治好，或是跌倒扭傷之類，躺在床上一、兩個星期，就以走下坡的速度開始過著輪椅生活了，這種情形並不少見。

年紀愈大，腰腿的肌肉要是不動便會立刻萎縮，而且大腦也很容易功能衰退。身體不活動，情緒上也不產生衝動，換句話說，因爲「算了吧症候群」而不使用大腦，就會陷入「愈不用愈退化，愈退化就愈不用」的惡性循環，轉眼間，大腦便衰退了。因此，思秋期必須特別注意情緒的老化，以便在初期階段盡早改善。

思秋期時，最該先關心的是額葉

額葉能夠思考事情、提出幹勁、取得感性與理性的平衡，也就是「人性」的泉源。另外還有一個特徵，就是不太使用額葉也能活下去。換句話說，就算因爲事故或生病而喪失額葉功能，思考和情緒因而變得平淡，智能還是存在，還是能夠活下去。

如同第一章所述，額葉的老化是從四十歲開始，這點，我從相片診斷上的經驗來看，從功能面來看，都是正確無誤的。

只不過傷腦筋的是，額葉的老化，我們自己很難察覺。

唯一能夠自覺的，就是創造力和好奇心的下降。

「明明我年輕的時候，點子源源不絕的呀！」能夠如此自覺的人，通常原本就是個創造力強、好奇心旺盛的人；如果不是，想要有自覺是比較困難的……。

當然，人人應該都會出現徵兆。

「明明很愛追求流行，很愛打扮，卻變得老是穿同一套」、「年輕時能夠傾聽不同的聲音，但現在變得很頑固」、「和那個人去吃飯，總是去同一家店」。

這類傾向，可說是額葉功能低下的警訊。

不過，周圍的人並不會當著面說：「你怎麼老是穿同樣的衣服。」、「你變得好頑固喔。」、「你帶我去的都是同一家店呢。」

結果，當事人便無法自覺。

額葉功能可以區分成以下三項：

1　意欲及情緒的控制能力

2　思考的切換

3　創造力

「意欲及情緒的控制能力」、「思考的切換」是進行靈活思考所不可或缺的。之所以能從某種思考和情緒，切換到另一種思考和情緒，就是這兩項確實作用的關係。

因此，被稱讚「頭腦靈活」的人，不僅創造力高，也能傾聽別人說話，對新話題也能有所反應。這是因爲額葉充分發揮功能，讓人年輕有朝氣。

能夠靈活思考的人，表示他的額葉還沒老化（或是老化得還不嚴重），也就是說，至少在功能上，大腦還沒開始老化。

開關切換不良會怎樣？

我認爲，熟齡離婚的一個主要因素，是「意欲及情緒的控制能力」低下，或是「思考的切換」不能順利運作吧。

年輕時，夫妻吵架或許會激烈地互罵、摔花瓶、砸椅子，但到了隔天便能氣消而和好如初。

但是，年紀大了就無法如此。

由於控制情緒的能力變差，早上稍微拌嘴一下，便一整天都心情不佳。或是夫妻吵架總要吵上好幾天，也有中高齡夫妻一吵架就冷戰一個星期。

額葉的開關切換不良，結果就是心情無法順利轉換，只要一生氣，就沒那麼容易氣消。

額葉有腦瘤或腦出血的患者，有時會出現這樣的症狀。

在診療室，當我問到：「今天是幾年幾月幾日？」例如，他能正確回答：「平成二十八年六月一日。」但繼續問：「你的生日是什麼時候？」他還是回答：「平成二十八年六月一日。」也就是問題改變了，他還是重複同樣的回答。這是額葉功能失常時會出現的「語句反覆症」現象。

由於能夠回答最初的問題，因此記憶力和理解力並未下降。當問到：「昨天中餐吃什麼？」能夠正確回答：「吃麵。」表示記憶力沒問題。但是，若再繼續問：「你等一下要去哪裡？」如果還是回答：「吃麵。」這就是「語句反覆症」。

最典型的就是，像「二六三加一四八等於多少？」這麼困難的計算問題都能正確回答出來，但數字一變，仍然重複相同的答案。從這裡就可以看出，並非計算能力或記憶力退化，而是額葉的開關無法切換的關係。

醫學上的診斷，是使用有四種顏色且有四個圖形和四個數字的卡片，依某個規則排列，看被測驗者能否發現該規則。

舉例來說，排成一、二、三、四、一、二、三，就可以推測出下一個數字是四。即便把數字排成亂無章法的一、四、三、二、四、二、一……，只要卡片的顏色是排成紅、藍、黃、綠、紅、藍、黃，就知道下一張是綠色。起初就算不知道，重複幾次後，就會慢慢知道這些卡片是用什麼規則排列。

下個階段，是把數字和顏色排得亂無章法，但圖形是重複排成三角形、星形、十字形、圓形，測驗當規則改變時，被測驗者能不能看出端倪。

這種測驗方式稱為「威斯康新卡片分類測驗」（WCST），難度頗高，即便是年輕人，只要額葉功能不佳，做這種測驗都會卡住，因此很難用在高齡者身上，但能判明是額葉功能低下。

額葉是在進行非例行事務時才發揮功能

預防老化，重點就在於「使用」。

進入思秋期以後，如果覺得「腰腿好像比從前更沒力」，就多多走路；如果感覺到

「都只用手機發訊息，變得不會寫字」，那就確實拿起筆來寫寫字。額葉也是一樣，只要確實使用就不會退化。

那麼，該怎麼使用呢？

前面也已經說過，做固定的例行動作時，不太會用到額葉。提到「例行動作」，有人會想到橄欖球的五郎丸步選手在射門前所擺出的獨特姿勢吧。換句話說，「例行動作」就是「固定的一連串動作」，不必思考就能自然而然做出行動。

打橄欖球時，要做出正確的踢球動作，最好心無雜念。爲了讓身體能像練習時那樣活動，於是從例行動作開始。

這種時候，額葉不會作用。無論在工作、家庭生活都一樣，每天如果都是重複同樣的模式，就不太會用到額葉，它就不活躍了。

但是，有一天，已有伴侶的你卻喜歡上另一個人，那會如何？你會滿腦子都是「和那人去哪裡約會好呢？」、「該怎麼逗他／她開心呢？」這類念頭吧。當然，若你是女性，在先生或男友之外，又遇到其他喜歡的男人，也會滿腦子都是「想去那家店」、「該穿什麼衣服出門呢？」、「他喜歡什麼呢？」這類念頭吧。不論男女，一定會想方設法「千萬不能被知道！」

做這種「非例行事務」時，額葉便會立即作用。

在日本，學校教育的內容都是不使用額葉的。

我認爲義務教育是爲了奠定基本學力，因此寫字、背單字、做計算問題這類「塡鴨式教育」是有必要的，但到了大學還在讓學生做同樣的事，我對日本的這種教育方式一直很不滿。

學問是從懷疑開始的，但日本的高等教育只熱衷教授定論和常識。質疑所學到的事情、練習如何應用於全然陌生的場面、簡報型的上課方式等，非常少見。

青春期開始，如果一直很少使用額葉，每天過著平穩的日常生活，那麼使用額葉的機會就會愈來愈少。

應該有人每天過著做例行公事就可以過關的生活，他們到了四十歲、五十歲以後，就幾乎不會刺激額葉了。這種人恐怕大腦會老化得相當快。

刺激額葉以保持年輕的方法

相反地，順利就大喜，失意就大悲，像這樣情緒起伏很大的狀況，就是使用額葉的時候。而且，不知結果如何而憂心忡忡、忐忑不安的狀況，會讓額葉作用得更活潑。

就這層意義而言，戀愛具有刺激額葉的效果。

最近，接連爆出許多名人的外遇事件而喧騰一時，我們僅就額葉的部分來看，可以判斷這些人都保持著年輕。

真的去搞外遇而破壞家庭，當然不妙，但柏拉圖式的就無所謂。例如幾位男男女女一起開個葡萄酒會，讓大家有和異性相處而心思悸動的機會又何妨呢？

思秋期時，有些人也許已經結過好幾次婚了，這些人大概額葉都很活潑才對。就結果來看，這些人通曉人性的情感之微妙，所以才會很有異性緣吧。

年紀大而額葉功能衰退後，一成不變的日常生活就更加無聊了，這是因為年紀大，容易感覺到不論做什麼都像是例行公事般。如果已經有這種感覺，就有必要追求強烈的刺激。

例如，年輕時不論吃什麼都覺得很好吃，但到了中老年，不是真正美味的食物就不會感動。如果已有這種現象，不妨參考一下可信賴的美食指南，去評價不錯的餐廳享用，這時候想想「和誰一起去」，不也很好嗎？

如果「從前很喜歡去溫泉泡湯，現在都覺得好無聊」的話，就到真正的祕湯去吧、就去走訪世界遺產吧。

比起安排周到的團體旅行，自己計畫的自助旅行更刺激，這點無庸置疑。如果你覺得過程中有點麻煩也是旅遊的樂趣之一，表示你的額葉還很年輕。換句話說，到了思秋期，有必要從更深度的事物中獲得刺激。

思秋期應該做好的事情當中，有一項是想像未來，如果能趁此機會思考退休後的創業計畫，不但能讓額葉動起來，也有益現實生活，可謂一石二鳥。

退休後才去思考要做什麼，往往不能想到好主意。一想就想到一個「完美的計畫」，這在現實上是不可能的，因此應該趁思秋期時「多多練習動腦筋」。

很多創業家都看不出年齡，但要大家乾脆辭掉工作去創業，現實上也辦不到，因此，大家不妨練習推測難以捉摸的未來，少額也好，買一點股票是使用額葉的好方法。

情緒老化的三大要因

放著情緒老化不管，就會加速大腦和身體的老化，因此不避免不行。除了隨時提起「預防」的意識，一旦感覺到「好像情緒老化了」，就必須採取對策。

情緒老化的要因，除了額葉老化，還有動脈硬化與血清素減少。

①額葉老化

一如之前所述，額葉主宰思考、意欲、情緒、理性等行爲，因此，額葉功能活潑的人自然會充滿青春活力。不過，大腦中最早萎縮的也是額葉，它也是造成思秋期時情緒老化的最大因素。

②動脈硬化

年紀大了以後，膽固醇、中性脂肪等沉積在血管壁，於是導致血管變窄、血液循環不良，這種狀態就是動脈硬化。

動脈硬化者的大腦，容易發生自發性低下、一哭便停不下來這種「情緒失禁」症狀，變得很少自己採取行動，而是容易受情緒影響。症狀若更加惡化，會造成許多腦部血管阻塞而變成腦血管性的失智症，必須特別注意。

糖尿病和吸菸，已經證實會增加動脈硬化的危險性。除此之外，高血壓、膽固醇、肥胖、壓力、年齡增加等，也被視爲重要因素。膽固醇未必都是不好的，但如果結合糖尿病、肥胖、吸菸、高血壓等因素，就會帶來不好的影響。

動脈硬化會增加狹心症、心肌梗塞等心臟病，以及腦中風之類腦血管障礙的風險，因此，向來呼籲大家要多加注意，預防這類生活習慣病，但是，別忘了它也會造成情緒老化。

③血清素（神經傳導物質）的減少

腦中的神經傳導物質「血清素」會隨著年紀大而減少。負責掌控多巴胺（愉悅、快樂）、正腎上腺素（恐懼、吃驚）等其他神經傳導物質的訊息，讓精神安定下來的就是血清素，因此，血清素不足除了會導致憂鬱症，也會引起意欲低下、焦躁、總感覺身體疼痛等各種失調症狀。

這些症狀跟許多高齡者在診察室所訴說的身心失調症狀一樣。於是，這些失調症狀往往被視爲年紀大的自然現象，但其實這是情緒老化的一種表現。

血清素的原料是「色氨酸」，它是一種含於肉類中的氨基酸。就這點來看，粗茶淡飯有益健康是一種迷信，思秋期以後，更應該吃肉才對。

多做有益「心靈健康」的思考

要預防情緒老化，除了刺激額葉、重新調整飲食等生活習慣之外，在思秋期時，還必須多做有益「心靈健康」的思考，遠離憂鬱症。

因爲一旦罹患憂鬱症，身心都會急速老化。看待事情的方法（認知），既可以讓人憂鬱，也可以讓人遠離憂鬱。

例如，事情並不是非黑即白這種「all or nothing」，大家應該知道，白與黑之間，還有無數的灰。

但是，就有人喜歡以「all or nothing」方式思考，喜歡清楚區分黑或白。

例如在職場上，有一種人喜歡認定「這個人和我們是一國的、那傢伙是我們的敵人」。當他認定是「一國」的人說出了有點不合他意的話，就會改變觀點，認定「沒想到那傢伙是這種人，我被他騙了」，而且心情沮喪到極點。

這種看待事情的方式或思考方式，稱爲「二分法思考」，其實，這是容易導致憂鬱、「對心靈不健康」的思考模式。

二分法思考會讓人變成「完美主義者」，凡事「不是滿分就是零分」，只要犯一點小錯，就可能陷入「我真沒用」、「我的人生好失敗，沒法重新來過了」這種極度沮喪中。

如果變成輕微的憂鬱狀態，就會讓提不起勁的自己更加陷入負面螺旋、惡性循環中。

二分法思考、「一定是這樣」的認定方式，稱爲「不適應思考」，容易導致憂鬱，而且變成憂鬱狀態便難以矯正。此外，這種思考模式容易讓人絕望，一旦惡化，甚至會釀成自殺悲劇。

另一方面，認爲「黑白之間有灰色地帶」的人，就會思考成「過去很多人贊成我的意見，但這次不一樣，是哪個點出問題呢？」

能夠接受灰色的程度，在心理學上稱爲「認知性成熟度」，而二分法思考、「一定是這樣」的認定方式，就是「認知性成熟度低」。

「差不多就好」、「適可而止」這種思考方式，亦即提升認知性成熟度，能夠預防憂鬱，因此有益心靈健康。

我們已經知道，思秋期時容易額葉功能低下，失去情緒和思考的靈活性，因此，宜養成自問「這種想法會不會太『死腦筋』了？」的好習慣。

養成質疑電視論調的習慣

遺憾的是，最近「二分法思考」、「斷定」這種現象，已經在社會上蔓延開來了。最明顯的就是電視。演藝人員也好，政治人物也罷，好的時候就吹捧得讓人覺得「太超過了吧」，而一旦出現問題就徹底大肆撻伐。

被踢爆謊稱學經歷的日本名嘴尙・麥克道爾・川上（又稱Sean K），關於他的新聞報導就是最典型的例子。在這之前，電視對他的高學歷和輝煌職歷，毫不懷疑地照單全收並加以報導，像是他在哈佛商學院取得MBA學位、從事國際經營諮詢業務等，結果，被踢爆全是胡說八道後，便把他批得一文不值。

或者還有一種風潮，例如像是日本女藝人Becky的報導，因爲是「不倫」、「醜聞」，便二話不說地打趴她。當然，說出「企業必須讓男性更容易休育兒假才行！」這種話的國會議員，竟然在老婆生產前外遇，當然要受到責難。但是，被踢爆劈腿五個女人的乙武洋匡，各種看法就很多了。

事件爆發後，在網路上強烈反彈的都是年輕人，據說大人的反應就不一樣，「那是因爲他一直被套上聖人君子的形象」、「必須考量一下殘障者在性方面的需求」、「要不是自民黨找他出來選舉也不會爆出來……」等，還有更無聊的人說：「劈腿五個人，太強了！」各種意見都有。

這些雖然認知性成熟度比較高，但電視好一陣子的論調都是：「驚爆劈腿，和小三一起到國外旅行。」

這種非善即惡的報導方式，就是不折不扣的二分法思考。電視媒體的思維是，將事情單純化後比較容易讓觀眾了解，但是，我認爲受到這種報導方式的影響，日本人也都變得思考單一化。

在日本，學校教育都不教「質疑」這件事。

學校不訓練學生「思考是否有其他可能性」，讓學生一味相信老師或偉人的話，結果大家都只會說「電視上都這麼說啊」，人云亦云。低學歷的人無質疑能力，這點在國外也一樣，但大學畢業生還欠缺質疑能力，這應該就是日本的特色了吧。

反過來說，不囫圇吞棗相信電視上的說法而能夠保持質疑的人，就是認知性成熟度高的人。

特別是在思秋期時，保持大腦的靈活性，應該是不錯的訓練才對。

思秋期時應該學會的三種思考模式

思秋期時，你最好學會三種思考模式，並且常常應用它。

這三種模式分別爲：「模稜兩可」、「多樣化選擇」、「試過才知道」。

日本人多少偏向「答案只有一個、事實只有一個」這種思考模式，認爲凡事「就必須這樣」，一旦認定了，便心無旁騖地往前衝。

這種思考模式很容易導向「斷定」。

在網路上看到不同意見，就貶得一文不值或是徹底否定，這種人應該沒意識到自己正在「片面斷定」而「不容反駁地指責別人」吧。

「斷定」的相反思考模式就是「模稜兩可」。

例如，從前我在部落格上主張「百分之百遺產稅」，但有意見表示：「北歐的遺產稅好像是零，這樣比較好。」於是我想：「那說不定不課遺產稅比較好吧。」如果我把這種想法寫出來，可能有人會大罵：「你根本沒想清楚！」可是，有各種不同的言論是好事，我不認爲自己的想法才是正確的，畢竟那只是眾多意見裡的一種而已。

與其聽見不同聲音就立即反嗆，我認爲不妨轉念思考，先接受再說，這點很重要。但在日本，首相常說：「只有這條路！」我們也很習慣這種「斷定式」的說法，這種情況下，與其「這樣喔」地接受，不如持保留態度比較好。

提到接受，除了「模稜兩可」，最好也要有「多樣化選擇」思考模式。

接受「只有這條路！」這唯一答案的人，表示他不願自己深入思考、下判斷，覺得直接接受比較輕鬆吧。但是，這麼一來便失去使用大腦的機會了。如果你不想變得跟那些無法接受新想法、對事物了無興趣的中老年人一樣死腦筋，就要常常思考其他的答案，下意識地拓展思考寬度。

而「試過才知道」這種思考模式，指的是「反正先行動再說」。先做做看，做不成就認了，只要能從失敗獲得教訓即可。

隨著年紀增長，人們往往因爲經驗與知識都更爲豐富，變得老是認爲「不做也知道結果」。但真是如此嗎？過去，人口及經濟狀況皆不斷上升；憑著那個時代所累積的經驗，便輕易對當前和未來下結論，大言：「我已經知道結果了。」我想，這種人很可能情緒及思考都在老化中。

前一章也已經說過，行動會大大影響思考。「先行動再說」會讓額葉等大腦功能以及思考、身體機能等都保持年輕。

從「我早就知道」到「試過才知道」，這種思考模式的改變，效果超乎想像。

讓自己更有魅力

額葉一旦萎縮，再怎麼學富五車，基本上都會變成一個無趣的人，因爲這種人只會炫耀學問罷了。

很遺憾，我不是個很有女人緣的人。雖然無奈，但我總是提醒自己，不要被人說是個「無聊的人」。

擁有高學歷的搞笑藝人愈來愈多了，但有些人的脫口秀一點都不好笑，這是因為他們光有知識，卻不能好好加工利用，以至落得只是懂很多而已，就算在益智節目吃得開，也不算「有才藝」、「有學問」。這是因爲他們沒有使用額葉。

大正、昭和時期的漫才大師橫山圓立，他發明「漫才」博得爆炸性人氣的原因，就是他應用知識的能力極高。當時，「東京六大學棒球」相當受歡迎，而橫山圓立的成功代表作《早慶戰》，就是運用了他對「東京六大學棒球」的豐富知識，和搭檔花菱阿家可聯手演出的搞笑脫口秀。

「漫才」的前身是日本傳統藝能「萬才」，而橫山圓立於昭和初期，確立了這種嶄新的「搞笑」風格，於是成爲傳說。

現代的話，不論北野武或塔摩利，他們都知識淵博，而且能將知識加工成爲「表演秀」，因此才會這麼受歡迎吧。

如今，知識再怎麼豐富也比不上智慧型手機和電腦，只要一查就什麼都有了。知識再多，重要的是應用這些知識的能力，這點相信大家都知道吧。

就我而言，我也是一再提醒自己，與其炫耀知識，不如應用知識，讓自己的談話更有趣一些。雖然，本來就會有人覺得我講話好有意思，有人覺得我講話很無聊，每個人的感受不同……。

不只異性，受同性歡迎也很重要。總之，思秋期時，希望人人都能活得主動積極，成爲更有魅力的人。

Chapter

4

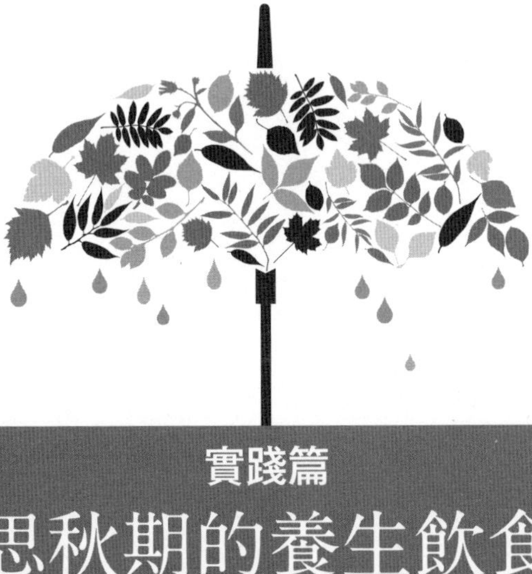

實踐篇

思秋期的養生飲食

低營養無法長壽

「太胖的話，會得代謝症候群。代謝症候群是生活習慣病的主因，千萬要遠離！」

「爲了健康，不瘦不行。」

諸如此類，你是不是也認爲胖有害健康呢？

幾乎所有人都深信「瘦才健康」，但，這是明顯的錯誤。

大家都知道「ＢＭＩ」這個數值吧，計算方式是「體重（公斤）除以身高（公尺）的平方」，一般認爲十八點五到二十五爲「正常」，但根據世界各地的統計，最長壽的人，他們的ＢＭＩ都是二十五多一點點。

美國做了一項長達二十九年的追蹤調查，結果發現，最長壽的人ＢＭＩ爲二十五到二十九點九，而ＢＭＩ不到十八點五的「瘦子」，死亡率爲前者的二點五倍。根據日本的研究報告，四十歲時，ＢＭＩ爲二十五到三十的男性平均餘命最長，爲四十一點六年（女性爲四十八點一年），而ＢＭＩ不到十八點五的人平均餘命最短，爲三十四點五年

（女性爲四十一點八年）。

以日本的標準，ＢＭＩ二十五到三十被歸類爲「超重」，但其實這種人最長壽。而且，「正常」、「肥胖」的平均餘命並沒有太大差別，只有「過低」的人明顯平均餘命較短。

美國的調查結果是在二〇〇六年公布，日本的研究報告是二〇〇九年公布，中間經過了三年，但現在仍有很多人相信「瘦才健康」。這表示不少人沒有「應該還有別種想法吧」這種觀念，不能質疑既有看法，無法接受嶄新思維。

雖然有點胖，但比較長壽，因此思秋期根本沒必要勉強減肥。就醫學上而言，「瘦」表示低營養、營養不足，而低營養的風險高得多。

再說，我個人認爲這是更嚴重的問題，就是年輕人都「希望變瘦」。電視上或雜誌上的藝人、模特兒，他們顯然都太瘦了。

尤其年輕女孩太過追求苗條體型，往往變成極端的少食和偏食，然而，大家必須知道，發育時期太瘦的話，會對大腦和子宮等器官發育造成嚴重的影響。

二〇一五年底，法國通過法律，明令禁止雇用過瘦的模特兒。據說違法的話，任用的代理商等將被處以罰金或有期徒刑。我認為日本也該效法。我們雖被譽為「美的國家」，但還是必須以國民健康為重。

某些特定的年齡層特別容易犯「希望變瘦」、「恐懼代謝症候群」這種錯誤，如果一味追求「瘦就是好」這個過於簡單的結論，後果非常危險。

除了肉類，也要多吃抗氧化食品

不分男女老少，大家都相信「比起肉類，蔬菜更有益健康」。

很多年輕女孩只吃一點點沙拉，她們認為「有吃蔬菜就好了」。

但很多人因此營養不良。即便我說很擔心日本人營養不良，還是有很多人不相信，但這是個嚴重的事實。

「吃太多肉對身體不好，必須減量！」這是心肌梗塞成為國民病的美國所發起的健康運動。但是，美國人和日本人的肉類攝取量，根本是極端的不同。當時（一九八〇年左右），美國人從一天攝取三百公克的肉類減爲二百公克。同一時期，歐洲人一天的肉類攝取量爲二二〇公克，日本人才不過爲六十八公克。日本各地中，最常吃肉的是以長壽聞名的沖繩縣，也只有一百公克而已。

按理說，日本人應該再多吃一點肉的，大家反而盡量少吃，真是亂來。肉類中不但富含蛋白質，也含有成爲各種荷爾蒙原料的脂質、成爲血清素原料的色氨酸等體內無法製造的氨基酸，因此，吃肉能夠有效地攝取很多營養。

特別是高齡者更要吃肉。身爲高齡者醫療專家，我向來如此呼籲。

當然，思秋期也沒必要少吃肉。請大家確實攝取肉類，以免荷爾蒙、血清素不足。如第二章所述，尤其在思秋期以後，千萬不可進行「不吃減肥法」。之前也介紹過，法國抗衰老醫學專家克勞德．蕭夏博士的目標是，恢復成「吃了也不會變胖的年輕體質」，並提倡「避免細胞氧化（生鏽）」。

我們呼吸進來的氧氣會生成自由基，導致全身細胞生鏽，但我們的身體很奇妙，它也會製造抗氧化酵素，減少自由基造成的傷害。

尤其年輕時，三餐正常就能充分對抗自由基，換句話說，三餐不正常就糟了。

只不過，製造抗氧化酵素的能力也會隨年齡增長而衰退，導致抗氧化能力低下，細胞逐漸生鏽。

因此思秋期時，不僅要確實攝取肉類，也要提醒自己攝取高抗氧化作用的食品。有時，利用保健食品來補充營養也是必要的。總之必須注意，千萬不可錯誤地控制飲食，讓身體生鏽而提早老化。

多攝取深色蔬菜和肉類、蛋類

以下列舉出幾個高抗氧化作用的食物。

紅、綠、黃色等深色蔬菜中，含有豐富的天然色素成分「類胡蘿蔔素」（β胡蘿蔔素＝維生素A、茄紅素、葉黃素）等抗氧化物質。

代表性蔬菜為胡蘿蔔、綠花椰菜、番茄、菠菜、小松菜等。

抗氧化物質能附著在自由基上，使之安定，抑制它對細胞的攻擊。此外，抗氧化物質還能阻止氧化物質陸續生成的連鎖反應，甚至可修復細胞內的損傷。

新鮮蔬菜和水果中所富含的維生素C，不僅具有捕捉自由基的抗氧化作用，還能活化免疫系統，刺激精神運動性活動，也能促進維生素E（後面會提到）的再活化，功能相當多。

資料顯示，一天攝取三百到四百毫克的維生素C，男性可延壽六年，女性可延壽一年。而三餐再搭配保健食品的話，就能充分攝取到維生素C。

富含於植物油和魚類中的維生素E，能保護細胞膜不被自由基破壞，預防細胞組織氧化。維生素E能讓攻擊細胞的自由基無害化，自動變成維生素E自由基，但這種自由基很穩定，不會繼續氧化。而且，這時候有維生素C的話，會再次讓維生素E自由基活性化，還原成維生素E。雖然這下維生素C就變成自由基了，但它屬於水溶性，可分解後隨尿液排出體外。

糙米和大麥中所含的生育三烯酚（Tocotrienols）是維生素E的一種，具有滲入大腦組織而保護腦細胞的特殊作用，堪稱有益大腦的食物。

此外，肉類和蛋類中含有礦物質「硒」。硒具有活化酵素，使自由基穩定的功能，也和很多的代謝功能有關。

硒也能預防神經傳導物質的氧化。大腦能否正常運作，與是否攝取足量的硒有關，因此相當重要。

諸如此類，維生素和礦物質都是抗氧化物質，如果兩樣皆攝取，即能產生相乘作用而發揮更大的效果。例如，β胡蘿蔔素（維生素A）若能與維生素E、硒一起攝取，就能有效防止細胞膜受到自由基的攻擊。此外，也具有預防食道癌、胃癌的效果，這點已獲證明。

並沒有「只要吃了這個就會健康」的食物。每天都要攝取多樣的蔬菜和肉類，才能均衡飲食，保持美麗與健康，並且有益大腦。

紅酒富含抗氧化劑「多酚」

藍莓不只有益眼睛健康，蕭夏博士也表示，藍莓具有抗大腦老化的效果，可以活化大腦，改善記憶力和運動能力。此外，它還能抑制細胞發炎，因此思秋期時宜多多攝取。

藍莓富含抗氧化物質「花青素」。花青素是多酚（polyphenol）的一種，而多酚有抗氧化作用、抗過敏作用、強化微血管等功能。此外，它還能抑制「低密度脂蛋白膽固醇」的氧化，讓血液循環順暢。

說到多酚，應該有人會連想到紅酒吧。

紅酒中含有單寧、兒茶素、類黃酮、花青素、白藜蘆醇等多酚。

你聽過「法國悖論」這個名詞嗎？乳脂肪消費量高的國家，心臟病死亡率也偏高，但法國明明乳脂肪消費量高，心臟病死亡率卻意外的低。學術論文指出，這是因爲法國人常喝紅酒的關係，因而出現「法國悖論」一詞。據說心臟病死亡率低，是拜紅酒中的多酚之賜，於是出現空前的紅酒熱潮。

若要喝酒的話，與其喝啤酒，不如喝紅酒。我本身就是紅酒愛好者，相信紅酒的功效。

常常有人對我說：「你看起來比實際年齡年輕。」但我並沒特別做什麼養生之舉，真要說的話，就是吃美食和喝紅酒吧。

飲酒過量會造成免疫系統低下、血清素減少，因此，一天最好控制在二杯左右。而且不是餐前或餐後，而是用餐時一起享用。

此外，蕭夏博士推薦的飲用方式是，喝完一杯紅酒，就喝兩杯水。

脂肪是重要的營養素

你是不是也相信「脂肪爲減肥大敵」？

很多人認爲「脂肪愈少愈好」、「不吃脂肪比較好」。可是對生物的身體來說，脂肪並非麻煩製造者，而是重要的營養素。

脂肪不僅是能量的儲藏庫，也是細胞膜的重要成分，能讓細胞再生，促進新陳代謝。之前提過，膽固醇也是脂肪，它和細胞膜有關，是荷爾蒙的原料。

脂肪的存在形式有很多種，有些可當成立即使用的能量，有些是儲存用，無論如何，它都是人體必需品，因此我們的身體會以糖質爲原料，製造脂肪儲存起來，以免不足。若用極端的「去油飲食」來減肥，體重雖然減輕了，體脂肪率卻反而增加，原因就在此。

脂肪對人體如此重要，但至今專家學者對它的研究還處於開發階段，因此它和健康之間的關係，有些學說很流行，也有些學說退流行了。

五十幾歲到六十幾歲的人，想必還記得「比起動物性奶油，植物性的人造奶油對身體比較好」這種說法吧。可是到了今天，「真沒想到人造奶油中的反式脂肪含量這麼高」、「有害健康，應該禁止」等言論盡出，人造奶油已成箭靶。

過去，沙拉油的包裝上都會大大標明「亞油酸有益健康」，如今據說沙拉油和異位性皮膚炎、花粉症等免疫系統方面的過度反應有關，已不再受歡迎了。

相反地，最近流行的是α－亞麻酸，它富含於紫蘇油和亞麻仁油中，據說能「改善過敏」、「抑制癌症發生」等。

如果還有更新的研究結果出爐，說不定目前認爲有益健康的脂肪，人們對它的評價又會改變，因此，也不宜一味地攝取過量。

不過，我這裡要指出的問題是「攝取量太少」。

完全不考慮脂肪對細胞的功能，只是一味地減少、控制攝取量，其實是相當危險的。

橄欖油能抑制細胞發炎

一般而言，我們學到的常識是「『脂肪』是動物性的，常溫下會凝固，『油』是植物性的，呈液態狀」，又說「脂肪雖然有害健康，但植物性油就沒問題」，不過，其實沒這麼單純。

說得專業一點，由於飽和脂肪酸比不飽和脂肪酸的熔點高，因此常溫中會凝固，而一般常溫中呈流動狀的稱爲不飽和脂肪酸。不飽和脂肪酸又分爲Omega-3、Omega-6、Omega-9三種類型（3、6、9表示化學構造）。

最近受到矚目的Omega-3型脂肪酸，具有軟化細胞膜功能，改善代謝狀態。它能夠防止細胞發炎，更能夠促進血液循環、幫助脂肪燃燒、調整血壓平衡，也有改善血管彈性的作用。

α-亞麻酸富含於紫蘇油、亞麻仁油中，DHA、EPA富含於沙丁魚、秋刀魚、鮪魚等魚類中，被認爲「能讓大腦變聰明」而成爲話題。這三種都屬於Omega-3脂肪酸。

Omega-3脂肪酸加熱會遭破壞，因此亞麻仁油等適合做成沙拉醬，上述提到的魚類適合做成生魚片或薄切生肉等生食。

Omega-6脂肪酸富含於玉米油、大豆油等，與神經系統、心血管系統、免疫系統等關係深刻，也與細胞的炎症反應有關。

Omega-6脂肪酸被視爲「好的脂肪」，但攝取過量會阻礙Omega-3脂肪酸的作用，也會招致關節炎、氣喘等，必須節制。

Omega-6脂肪酸和Omega-3脂肪酸的理想比例爲不超過四比一。

Omega-3脂肪酸富含於沙丁魚、秋刀魚、鮪魚等魚類，愛吃魚的日本人平時就能攝取到理想的比例。據說歐美人的比例爲二十比一，因此一天吃魚一天吃肉的日本人飲食習慣，其實非常棒。

Omega-9脂肪酸具有抑制細胞發炎的功用。代表性食物是橄欖油，特別是初榨橄欖油。酪梨的脂肪部分也富含Omega-9脂肪酸。爲了預防細胞氧化，宜日常多加攝取，蕭夏博士就隨身帶著他自己的橄欖油呢。

Omega-9脂肪酸比較耐熱一點，但最好不要加熱，直接食用效果較佳，就用初榨橄欖油取代奶油塗在麵包上享用吧。

動物性脂肪眞的不好嗎？

我舉出的都是液態的油和不飽和脂肪酸，或許有人會認爲奶油、豬油、肉類中的肥肉等所富含的飽和脂肪酸是不好的脂肪，但不能如此簡單下定論。

我認爲各種脂肪都有各自的功能才對，換句話說，我認爲完全不攝取飽和脂肪酸是不智的。

例如，肥肉之所以被稱爲代謝症候群的盟友，是因爲飽和脂肪酸會在肝臟促進膽固醇的生成，提高血中膽固醇的數值。不過，這是程度問題。

總膽固醇的標準值，二〇一五年設定爲一四〇到一九九毫米汞柱（mg/dL）。

不過，日本做了一項比較大規模的研究，內容是針對七十歲老人進行長達十五年的追蹤調查，結果發現，壽命最短的是膽固醇值最低的族群，未達一六九毫米汞柱。其次是膽固醇正常的族群，而最長壽的族群是膽固醇比正常高一點的族群，男性爲二一九毫米汞柱以下，女性爲二二〇到二四九毫米汞柱。

而一項針對夏威夷居民的調查報告指出，膽固醇愈高的人，罹患心肌梗塞等虛血性心疾患的人變多，但結果也顯示，膽固醇值愈高的人較不容易罹癌，愈低則愈容易罹癌。

當然，目前不能知道這些研究報告是否全面正確，不過，歐美諸國的死因之首爲虛血性心疾患，癌症比較少也是事實。膽固醇是免疫細胞不可或缺的物質，因此不妨視為，攝取膽固醇能夠提高免疫功能，控制癌化細胞。

順帶一提，日本健檢學會於二〇一五年調整了總膽固醇的標準值，男性為一五一到二五四毫米汞柱，女性則依年齡而不同，思秋期的四十五到六十四歲為一六三到二七三毫米汞柱，標準比以前更寬鬆了。

此外，膽固醇值高的人較不易得憂鬱症，得了也會較快痊癒。四十歲以後的憂鬱症，和男性荷爾蒙、女性荷爾蒙失衡有關，而荷爾蒙的原料就是膽固醇。還有，膽固醇也負責將神經傳導物質「血清素」送到腦部。

總而言之，膽固醇值下降，的確會讓心肌梗塞等虛血性心疾患所造成的死亡率下降，但是，自殺、癌症、事故死亡會增加，而且，以整體死亡率來看，也是低膽固醇族群較高。

眾所周知，膽固醇有高密度脂蛋白（HDL）和低密度脂蛋白（LDL），但這不過是對動脈硬化和虛血性心疾患所做的區分罷了。

事實上，不易罹患癌症的膽固醇，以及不易罹患憂鬱症的膽固醇，都是被稱為壞膽固醇的ＬＤＬ。

因此，我認爲不論是動物性脂肪或植物性脂肪，都不要偏食，還是均衡攝取比較妥當。

何謂均衡的飲食習慣？

重點在於，不要一味避免脂肪，應均衡攝取。

用餐時，不要負面思考「昨天吃過肉了，今天就不要吃鮪魚了吧」，而要正面思考「吃過肉了，那就改吃鮪魚比較好」，或是「吃油脂豐富的鰹魚，用魚類的脂肪來中和肉類的脂肪」。

如果已經攝取了肉類或奶油等動物性脂肪，那就連橄欖油也一起攝取吧，用消除各種脂肪壞處的「中和」概念來進食。

如果因此熱量過高，減少攝取碳水化合物即可。

碳水化合物中，最該注意的就是白砂糖（精製砂糖）。

白砂糖只有高熱量而已，完全不含任何能打造健康身體、防止細胞氧化之類的營養素。特別是冷飲中，白砂糖含量高得驚人，務必留意。

不僅白砂糖，精製的碳水化合物（用精製麵粉做成的麵包、精白米等）會提高「胰島素抗性」，體質就變得容易發胖了。

以下說明原因。

胰島素是胰臟分泌出來的一種荷爾蒙，人體攝取糖分後要轉變成能量，胰島素的功能就相當於打開細胞的鑰匙。

平常，用餐後血液中的血糖值升高，會分泌出胰島素，細胞的胰島素感應器感應到了，就會打開細胞，糖分就能送進去，血糖值於是下降。

所謂「胰島素抗性」，就是這個感應器的功能不彰。都分泌胰島素了，糖分卻不能送進細胞內，於是胰臟會繼續分泌胰島素。胰島素過剩會讓身體想要糖分而愈吃愈多，多餘的糖分在肝臟變成脂肪就導致肥胖了。由於血糖值也未下降，很可能引起糖尿病。

換句話說，肥胖不單單是熱量問題，而是「代謝」這個呈連鎖反應的身體機制出狀況了。

從代謝機制來看，除了必須均衡飲食，吃的順序也很重要。我建議大家使用「蕭夏式飲食法」，亦即「蛋白質優先」。先從肉類、魚、大豆製品等蛋白質開始享用。先吃蛋白質，然後是麵包、飯，最後是甜點，這種飲食順序的話，血糖值會上升得比較慢，對內臟的負擔比較少。

相反地，如果從碳水化合物開始攝取，血糖值會一口氣飆高，而且會大量分泌胰島素，造成食慾增加而不容易有飽足感。這麼一來，內臟的負擔太大，就會引起細胞發炎而加速老化。

配合器官的活動節奏進食

器官都有各自的活動時段和休息時段。

胃、肝臟、胰臟、腎臟，都是和消化有關的器官，但它們活躍的時段並不同。因此，配合各個器官的活動節奏來進食，器官的負擔比較少，細胞也就比較不會發炎而能抑制老化——這就是蕭夏博士提倡的基本概念「適當的時間攝取適當的營養」。

具體的飲食方法如下：

◆早餐（七～九點）

早晨是肝臟最活躍的時段，脂肪的代謝和蛋白質的合成，在上午十一點左右趨向巔峰。因此，早晨宜攝取一天能量來源的脂肪，以及作爲新細胞原料的蛋白質。

可吃富含優質脂肪及蛋白質的蛋、魚、雞肉等，再爲了有效燃燒能量，搭配一碗飯左右的少量碳水化合物，也可吃些含抗氧化物質的蔬菜。

例如，煎魚、蛋料理、飯、含蔬菜的味噌湯這種日式傳統早餐，就被蕭夏博士譽爲「世界第一的早餐」。

或許有人會用甜點搭配含糖咖啡來解決早餐，但是，這樣的內容其實對內臟的負擔最大。胰臟在早晨並不活躍，分解糖分所需的胰島素並非分泌得很充足，胰臟的負擔變大，就會導致細胞發炎。

喝黑咖啡不錯，但喝茶更好。茶飲中含有兒茶素，是多酚的一種，它的抗氧化作用相當強。

◆**中餐（十二～十四點）**

這是肝臟代謝功能較高的時段，因此還是以蛋白質為主，並且確實攝取蔬菜。尤其維生素類、酵素含量豐富的新鮮蔬菜，能讓代謝循環較順暢。中餐吃大量的沙拉是合理的。

沙拉醬宜使用初榨橄欖油。少量的碳水化合物也能有效促進能量代謝。

◆**點心（十六～十七點）**

蕭夏博士建議，為避免血糖值急遽變化，宜吃點心來減少正餐的食量。

這個時段，胰臟的代謝很活躍，胰島素的分泌達到頂點，因此是吃甜食的絕佳時機。

推薦享用的是水果和具抗氧化作用的黑巧克力（可可成分百分之七十以上）。這時候，胰臟可輕鬆地處理糖分，因此吃甜食也不易發胖，但還是要留意，並非什麼都能吃，也並非吃多少都沒關係。

◆**晚餐（十九～二十一點）**

這個時段，胰臟的代謝功能下降，宜少吃肉類的動物性脂肪，豐盛的晚宴和豪華套餐會對器官造成較大的負擔。此外，由於胰臟此時並不活躍，建議少吃砂糖、碳水化合物、水果等。

不過，富含油脂的魚類、初榨橄欖油這類優質脂肪沒問題。

夜晚，腎臟的代謝功能會提高。因此，宜多攝取水分，將白天肝臟和胰臟代謝掉的老廢物質順利排泄出去。

活化女性荷爾蒙、男性荷爾蒙的食品

每日的飲食，均會大大影響荷爾蒙分泌。在荷爾蒙逐漸失衡的思秋期，建議攝取下列可活化荷爾蒙的食品。

●肉類

如前所述，不可缺少富含氨基酸的優質蛋白質。以植物性蛋白質爲主的話，會造成氨基酸不足，因此素食者難以充分活化荷爾蒙。基本上，應確實攝取牛里肌肉、雞胸肉、蛋、牛奶、竹莢魚、鮭魚等。

◆牡蠣

鋅爲男性荷爾蒙所必需，在美國又稱「性礦物質」，而牡蠣中含有豐富的鋅。鋅與能促進睪固酮合成的酵素有關，因此思秋期不足的話，會助長荷爾蒙失衡。

過去曾有傳言，英文名稱中沒有字母「R」的月份（五月到八月）不要吃牡蠣。據說這是十八世紀在巴黎傳開的。當時還沒有冷藏保存技術，經常發生牡蠣從海邊運到巴黎期間腐壞而導致食物中毒事件，因此才有這則禁令出現。

日本的這段時期相當於牡蠣的產卵期，許多產地都沒有出貨，但夏天還是吃得到夏牡蠣、岩牡蠣等。

順帶一提，除了牡蠣，鋅也富含於豬肝、雞肝、小麥胚芽等。

◆杏仁等堅果類

杏仁等堅果，除了具有高度的抗氧化作用外，維生素E的含量也很豐富。維生素E有擴張末梢血管以促進血液循環的功能，能讓大腦活血，並活化堪稱荷爾蒙司令塔的下視丘。此外，維生素E也和男性荷爾蒙等「類固醇激素」的代謝有關。

蒲燒鰻魚、肝、沙丁魚、杏仁、紅花籽油等，皆含豐富的維生素E。

◆酪梨

酪梨富含Omega-9不飽和脂肪酸，除了具有抑制細胞發炎的功能，也含有維生素E、鎂、鉀、葉酸等，可活化男性荷爾蒙、女性荷爾蒙以維持平衡。

酪梨搭配鮪魚，能同時攝取到Omega-3和Omega-9的脂肪，因此可說是思秋期餐桌上的一道聖品。

●石榴

石榴除了含有具抗氧化作用的花青素等多酚，還有豐富的維生素C。此外，也含有構造與女性荷爾蒙相當的雌一醇、雌二醇，可以改善女性更年期障礙、預防動脈硬化和骨質疏鬆症。

◆大豆

豆腐、納豆、豆漿等大豆製食品，富含屬於多酚之一的大豆異黃酮，它的功能和女性荷爾蒙相似，因此特別建議思秋期女性食用。

●大蒜

在古埃及，當政者給建造金字塔的勞工吃大蒜，因此從以前大家就知道，大蒜是具強精作用的食品。

一般認為大蒜能促進男性荷爾蒙（睪固酮）分泌，而與蛋白質一起攝取的話，會提升作用而增加分泌量。它和維生素B_1含量豐富的豬肉很搭。

不僅豬肉，和肉類一起搭配食用的話，能讓活力湧現。大蒜能讓人「成爲一尾活龍」是有道理的。

◆洋蔥

洋蔥成分中的含硫氨基酸，具有增加睪固酮的作用。

切好後放一段時間，洋蔥本身的酵素（蒜胺酸酶）會起作用，含硫氨基酸就會遭到分解，因此切好後宜儘早食用。此外，這種酵素不耐熱，切後立即加熱，就能攝取到更多的含硫氨基酸。

具有高抗氧化作用的保健食品

平時攝取抗氧化食物，就能延緩老化速度。

「我知道啦，但我三餐在外，想吃到抗氧化食物沒那麼容易。」

想必有這樣的人吧。建議這種人可以補充保健食品。

特別是自思秋期起，更應該善用保健食品，因爲人體內製造抗氧化物質的能力會隨著年齡增加而下降，而補充保健食品在歐美已是理所當然之事。

蕭夏博士推薦以下具有高抗氧化作用的保健食品。

- 維生素E（預防細胞氧化）
- β胡蘿蔔素／維生素A（破壞致癌物質）
- 硒（消除自由基）
- 維生素C（活化體內酵素）
- 香瓜萃取物（GliSODin，富含抗氧化酵素）

最後的「GliSODin」，是從法國香瓜萃取出精華，再用小麥蛋白包起來，讓人更容易吸收，可在藥局和網路購得。

這些都是人人適用的預防老化保健食品，而想更積極抗老的人，可以採取以下對策。

進行尿液檢查，發現何種代謝物質不足，就補充該保健食品，等於是專爲個人打造的抗老對策。蕭夏博士除了提倡通用的預防老化方法之外，也特別研究並實踐這種個別手法，確實達到了良好功效。

我也做了這種尿液檢查，發現鎂、維生素B_6、肉鹼、硫辛酸等物質不足。而我要在日常飲食中充分攝取這些營養素似乎有困難，因此平時就補充保健食品。

思秋期不妨嘗試的保健食品

我最近注意到一種思秋期保健食品，叫做「管花肉蓯蓉」。保健食品的好處是，方便補充平日飲食所攝取不到的營養素和抗氧化物質，但種類繁多，很多人有「不知如何選擇才好」的困擾，或者認爲「反正多吃就是了」。管花肉蓯蓉富含思秋期所必須的成分，因此推薦大家食用。

管花肉蓯蓉主要的有效成分爲具高度抗氧化作用的類葉升麻苷（acteoside），以及能提高免疫力的松果菊苷（echinacoside）。

類葉升麻苷是多酚的一種。電視等媒體上經常介紹含於紅酒中的白藜蘆醇，是抗氧化成分的代表，但類葉升麻苷的抗氧化能力居然高達它的十五倍。而松果菊苷提高免疫力的作用非常強，能夠預防感冒，也具有抗菌、抗老化功能。

除此之外，松果菊苷也富含能提高免疫力的生物鹼、具高度抗氧化力的類黃酮等。

在日本，管花肉蓯蓉因爲能改善男性荷爾蒙低下所引發的各種症狀，因此成爲人氣的男性保健食品。但是，在此我想推薦給女性食用。

尤其女性在思秋期時，容易出現伴隨荷爾蒙低下而來的發熱、盜汗、手腳冰冷、心悸、氣喘、失眠、暈眩、耳鳴等更年期障礙症狀。而管花肉蓯蓉具有調整荷爾蒙平衡、促進女性荷爾蒙分泌的功能，因此能夠預防及改善更年期障礙，這些功效都已獲得人體臨床實驗證明。如今得知，它還具有改善不孕症的效果。

此外，對神經系統方面，管花肉蓯蓉能增加腦內的神經傳導物質「多巴胺」等，讓大腦功能更靈活，可預防健忘、記憶力及注意力低下，提高意欲，因此也能改善及預防認知障礙。

也有報告指出，提高免疫力能減少感冒、消解便祕、改善易疲倦的體質，換句話說，具有滋補強身的效果。

滋補強身並非醫學術語，從東洋醫學的角度來看，就是調整體內平衡、提高自然治癒力、預防老化或延緩老化的意思。管花肉蓯蓉所含有的各種成分，可以單獨作用或相乘作用，發揮思秋期所期待的效果。

或許有人現在才知道管花肉蓯蓉，但它其實是中藥材，和日本厚生勞働省所認可的醫藥品「肉蓯蓉」爲同屬植物，在日本，多用於養命酒、黃帝液、ZENA等營養飲料的配方，是日本人從以前就很熟悉的生藥之一。

管花肉蓯蓉非常獨特，生長於塔克拉瑪干沙漠中。當地「和田」地區稱這種在沙漠中生長的植物爲「沙漠人蔘」，自古極爲珍重。

「和田」位於塔克拉瑪干沙漠南部，令人吃驚的是，那裡有非常多超過百歲且健康的人瑞，而且，幾乎沒有罹患失智症或長期臥床的人。關心此現象的各國研究者經過調查，終於得知長壽的祕密和管花肉蓯蓉有關。

據說，當地人自古就將管花肉蓯蓉切成薄片，和羊肉一起燉煮，或是泡在酒中，或是泡茶飲用，是日常生活食品。

今日，世界各地對管花肉蓯蓉進行研究，已經確認它的主要有效成分「類葉升麻苷」和「松果菊苷」中有各種藥理作用，也有國家認定它爲醫藥品。

經過眾多實驗，證明管花肉蓯蓉是一種無副作用的安全食材，所以我推薦給大家，但有人會大讚「好厲害！」，或許也有人會質疑「真的有這麼多效果嗎？」

我倒是認爲，思秋期時不妨積極多方嘗試。

爲何會老化？目前這個現象尚未得到解答，因此，從經驗認爲的「很好」，很可能將來就會找出一定的理由了。我認爲長壽地區長年的經驗法則中，例如飲食習慣等，一定有值得我們效法之處。

因此，管花肉蓯蓉應該是值得嘗試的思秋期保健食品才對。

Chapter

5

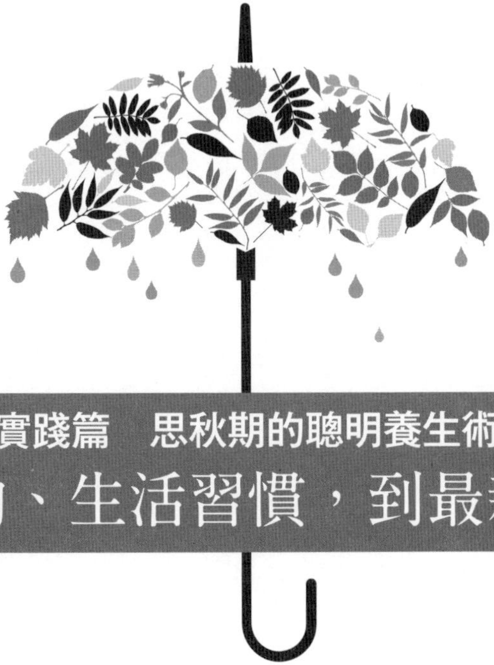

實踐篇　思秋期的聰明養生術

從運動、生活習慣，到最新醫療

靠生活習慣來增加血清素

思秋期時，比起代謝症候群，更大的敵人是憂鬱症。

如第一章所述，四十歲以後，由於荷爾蒙的平衡改變，容易罹患憂鬱症。而且這時期無論工作上、家庭上，壓力都相當沉重，更容易受憂鬱症所苦。

血清素的不足，被視爲與憂鬱症發病有極大關連。血清素是神經傳導物質之一，負責控制與不安及緊張相關的去甲腎上腺素（noradrenaline），與快感及幹勁相關的多巴胺，因此，血清素不足便難以維持心靈的平衡。

血清素是由腦幹中的「縫核」（raphe nuclei）製造出來的。而在現代的生活形態下，縫核很容易變弱。

從事長時間坐在室內面對電腦的工作、持續採取同一姿勢、經常熬夜、日夜顛倒的生活等，這下應該心裡有數了吧。讓縫核變弱的，正是這種生活形態。

一直坐在辦公桌的人，白天只要外出稍微散散步，就會覺得心情好很多吧。

這是因爲曬曬太陽，有節奏地散步，就能活化縫核。血清素分泌出來後，就會感覺到「心情很好」。

縫核位於腦幹，而腦幹是位於人類腦部最底層的部分，負責調節呼吸、心跳、自律神經等以維持生命。在動物進化的漫長歲月中，腦幹是一開始就存在的，非常古老。

人腦的性質從遠古至今都沒改變，但現代人卻整天被電腦和智慧型手機環繞著，不分晝夜地從事各種活動，實在有必要反省這種生活型態才對。

午休時一邊做日光浴一邊散步，或是早起散步等，只要一點點努力就能增加血清素了。當然，沒必要做日光浴做到曬傷的程度。一週三次以上、一天十分鐘左右即可，就算塗上防曬乳液也有效果。

做日光浴，能增加與睡眠息息相關的褪黑激素（melatonin），因此也能提升睡眠品質。

有節奏的動作也能刺激縫核，增加血清素，因此用餐時有節奏地咀嚼，或是白天做體操等，適度活動身體也有效果。

血清素的原料是必須氨基酸之一的色氨酸，因此，早餐應該確實攝取富含色氨酸的肉類和蛋等。

前一章說明蕭夏博士提倡的「適當的時間攝取適當的營養」，他也是建議早餐攝取蛋白質；就攝取血清素的原料這層意義來看，極爲合理。

不論是整天宅在室內而變得蒼白，或是運動不足，年輕時比較不會受影響，但隨著年紀變大，傷害也就愈大了。

步入思秋期，最好多曬曬太陽，而且一定要走走路或運動。讓自己養成這種生活習慣，是這個時期的重點。

過度的有氧運動反而有害

運動會讓含大量氧氣的血液供給到肌肉、器官中，於是全身細胞生氣勃勃。

定期運動的話，心臟會更有力，只要稍微收縮就能運送充足的血液，而且肺臟吸收氧氣的能力也會提升。反之不運動的話，這些基本功能便會下降。不持續活動，身體就會衰弱，因此養成運動習慣的好處非常大。

話雖如此，有人就是「不擅長運動」、「討厭運動」。

我就是這樣的人，小時候非常不擅長運動，常常因此被欺負。我討厭跑步，投球、翻單槓等等都糟透了，沒一個好的回憶。

不過，我這裡所說的運動，完全不是指學校的體育課，或是公司、地區舉辦的壘球大賽等，而是「活動身體」。

通勤時，一週挑幾天提前一站下車，稍微多走一點路，或是盡量不搭電梯走樓梯，時常騎腳踏車通勤等，我們應該思考如何在生活習慣中活動身體。

這麼一說，相信有人會連想到慢跑或健走。最近馬拉松大熱門，挑戰全馬的人非常多。在東京，皇居外圍每天從早到晚都有大批跑者在練跑。

不過，這種讓人氣喘如牛的運動，會讓體內製造出活性氧，而活性氧是自由基的一種，從抗老化的觀點來看，並非好事。

蕭夏博士主張應該「一邊保養身體，一邊適度地從事可持續到七、八十歲的運動」，並推薦健走、慢跑、騎自行車、游泳等。

「一邊保養身體，一邊適度地從事」這點很重要。過度與人競爭、總是想刷新自己的紀錄，這些都可能招致反效果。

此外，推薦經常運動的人要利用保健食品來攝取維生素E、維生素C、硒、β胡蘿蔔素（維生素A）。這些全是抗氧化物質，具有清除自由基、活化免疫系統的效果。

適合思秋期的運動——太極拳

身為醫師，我一直很注意活性氧帶來的弊害，最近，我認識了一項以調息為要素的運動。

那就是，起源自中國武術的健身法——太極拳。

太極拳在英語世界圈稱為「TAI CHI」而廣為人知，據說全世界有超過一百四十國、一億人以上的愛好者。

我去的是日本唯一一家太極拳教室「太極工作室」，位於銀座歌舞伎座前面。它和一般太極拳教室予人的印象不同，裝潢非常時髦，有幾位充滿活力的中國青年與榮獲日本冠軍的指導老師。太極拳的特點在於徐緩的動作和深長的呼吸，不致於喘息，能夠持續地活動身體。

太極拳採取由鼻子慢慢吸氣的逆腹式呼吸法，重點在於配合動作盡量不中斷呼吸。它雖然是一種有氧運動，但不會造成呼吸急促，可以將活性氧的發生控制到最低限度。

太極拳的基本姿勢爲輕蹲狀態，下半身自然地活動，因此是絕佳的腰腿強化運動。再配合深呼吸，光是保持這個基本姿勢，不必十分鐘便會出汗而確實感覺到在運動。

打一小時太極拳，所消耗的卡路里量可與慢跑一小時匹敵。而且，據說透過使用腿部肌肉，可以達到收縮血管、按摩淋巴和血管的效果，調節氣血循環。

哈佛大學醫學系的網站首頁也介紹太極拳的醫療效果，稱太極拳是「活動的醫藥」。

太極拳有許多流派，似乎目的和效果互有差異，根據「太極工作室」的說法，除了減肥外，還能達到美容、抗老化的效果，也能消除壓力。

就連平時不運動的我，也能邊看邊學，用自己的速度慢慢動起來，感覺血液循環的狀態就跟泡溫泉差不多。

即便步入思秋期，打太極拳能提升身體的新陳代謝，促進血液循環，因此可以改善虛寒、肩頸痠痛、淺眠等不適。

甚至有苦於老是睡不好、容易醒來而服用抗憂鬱劑的人表示，在開始打太極拳以後，「熟睡到忘了倒垃圾，再也不必吃藥了」。

如果你不喜歡運動，沒有活動身體的習慣，又正處於思秋期，那麼我推薦你打太極拳。就連沒有運動細胞的我都能愉快地打太極拳，而且想要持續打下去。

「忍耐」和「太拚命」都會加速老化

有氧運動的盛行，起源於一九七〇年代健康醫學及運動醫學的先進國家美國。

美國是一個肥胖大國，國民死因之首爲心肌梗塞，因此認爲「減少體脂肪＝健康」，極力讚揚可燃燒脂肪的有氧運動。

然而，近年來我們知道，「過度的有氧運動對身體並不好」。流行病學資料顯示，「從事有氧運動而一週消耗二千到三千大卡的人，罹患心肌梗塞的機率減半」，因此人們認爲「有氧運動有益健康」。但是，我們都知道，運動量變多，心肌梗塞的罹患率也會提高，而且也有資料顯示，平均壽命會縮短。

這是因爲過度的有氧運動會製造活性氧。身體組織必須仰賴氧化作用來完成新陳代謝，但是在氧化過程中，有百分之二到五的氧氣會變成活性氧；活性氧會破壞蛋白質、細胞膜、基因等，結果就是加速老化或助長癌化。

練跑一段時間，心肺功能會變強，感受到愈跑愈快的成就感後，往往會想超越自己而太拼，這時候就會產生大量的活性氧。

運動確實是必要的，但爲了健康，「不能太拼」。尤其思秋期之後的運動，不能以瘦身爲目的。

若以瘦身爲目的，再加上活性氧問題，很可能陷入營養不良的窘境。

聰明的人會認爲：「因爲運動不足而發胖，那就運動瘦身吧。」這種觀念非常健康。

與其「不吃來變瘦」、「吃○○來變瘦」，透過運動瘦身的觀念要正確多了。

不過，如果運動，卻又不好好攝取蛋白質、脂肪、酵素、維生素等必要營養素，那就不是「變瘦」而是「變憔悴」。

尤其太過認真的人，只重視卡路里的攝取量，肚子餓了拼命忍，便會導致蛋白質、脂肪、酵素、維生素等營養素不足。

不論營養不足或是活性氧問題，比起年輕人，年紀變大後，它的負面影響也會變大，這點我已經說過很多遍。

思秋期時無論強迫自己忍耐和太過努力，往往不是增進健康，而是促進老化。

並非「反正運動就是了」，亦非「既然流行跑步，表示跑步有益健康吧」，希望大家都能奠定這個觀念。

恢復性生活的好時期

換個話題。思秋期是體內荷爾蒙環境轉變的時期，因此有許多人都苦於更年期障礙。補充枯竭的荷爾蒙就能改善不適症狀，其次，肌膚和頭髮也能富彈性、有光澤，具有「外觀」上的逆齡效果。

此外還有一大好處，就是能有效改善性欲減退和性器官萎縮。事實上，不少女性是為了改善性生活而接受荷爾蒙補充療法。

據某位婦產科女醫師表示，六十歲以上的停經患者中，二到三成有日常性的性行為，也有少數七十幾歲、八十幾歲的人仍有性行為，這些女性不但外貌年輕，也都表示她們心靈感到充實。

要具有生活品質，就不能忽略性生活。

當然，這時候的身體狀況已經不同於年輕時期，不妨使用潤滑液來增加潤滑度，或者更重視前戲等，多下點工夫讓彼此獲得滿足。換句話說，性方面的溝通，比你想像的還重要。

能夠始終保持年輕的人，就是始終對異性感興趣的人吧。但在日本，確實不少人有「中老年後不該再有性行爲」、「老是有性欲也太奇怪了」這種想法。

或許是這個關係吧，據說在日本，無性夫妻高達四成以上，日本似乎已經變成一個性欲淡薄的國家。但我認爲很多人不是對性和異性沒興趣，而是他們「沒有那種機會了」（當中有人是「向外發展」吧……）。

不過，思秋期（更年期）也是恢復性生活的一個好時期。

例如，爲舒緩更年期的不適症狀，可以從養成互相按摩的習慣開始，製造親密接觸的機會，也能增加聊天時間，如果能自然而然地進展到性愛，那就太棒了。

不妨以身體的不適爲藉口，直接向對方表達「我想要你幫我這樣」。正因爲更年期是產生偌大變化的時期，想望會更容易說得出口，因此也可說是恢復性生活的好時期。

暢銷書《女醫師教你真正愉悅的性愛》作者宋美玄女士，本身是一位婦產科醫師，她也主張「更年期是重新發展性生活的好時期」。

女性在這時期，往往因爲陰道乾澀而拒絕性愛，但宋女士建議「應該多加使用潤滑液」，這個發想非常重要。

此外，據說四十多歲就有勃起障礙的男性愈來愈多。這種時候，有人認爲使用「犀利士」（Cialis）之類的藥物是「犯規」的，但我認爲這不是壞事。最爲人所知的是「威而鋼」（Viagra），但有效時間只有五到六小時，實在太短了，因此建議大家使用藥效較長（二十四到三十六小時）的「犀利士」。其實，這種藥原本是開發出來當成狹心症的用藥（能擴張血管），因此也有讓血管恢復年輕的效果。

視性爲禁忌會加速老化

在養老院，即便是已經老態龍鐘的老爺爺，如果結交到一位心儀的老太太，他的大腦和身體都會變得生龍活虎。

同樣地，老態龍鐘的老太太只要化好妝也會容光煥發。人類實在是到幾歲都不會「枯萎」的。

思秋期，也就是該抗老化的時期，遠離性事反而會加速老化。

我不是主張外遇、劈腿是好事，但我認為，只要顧及自己的責任及拿捏好分寸後，不該認定這些為「絕對之惡」而全盤否定。

從前的日本文化，在性方面是很開放的，男女皆視欲望為自然產物；只有在武家社會，女性的性欲才有被壓抑的傾向。

在農村，男人於夜裡潛入女人家私通，或是慶典時自由性交，在各地都相當普遍。江戶文化研究者、法政大學校長田中優子表示，在當時由女性主動邀約並非罕事。

最近，各地推出浮世繪展而造成轟動，尤其江戶時代留下了很多描繪男女性交的浮世繪，人們看得津津樂道。

古代的日本人其實相當歌頌性事，超乎現代人想像。

性之所以變成「壞事」，是明治時代歐美的基督教價值觀傳入的關係。基督教主張「性是為了生子，不該是為了行樂」，嚴格戒定只有夫妻才能有性行為，重視處女，視私通為荒謬，禁止同性戀等。

天主教至今仍嚴格禁止墮胎，這件事在每次的美國總統大選都會成為爭議話題，相信很多人都知道吧。

今天在日本稱爲「傳統」的，很多是明治時代人爲編造出來的，性方面的禁忌、女性的貞操等，都是這類「編造」的典型例子。只要往前追溯一點，就知道這些在當時並非「常識」。

雖說如此，在社群媒體普及的現代網路社會，太過輕率的性行爲，除了有染病及懷孕風險，也會衍生出「色情報復」之類的新問題，因此我無法推薦。但太過拘謹保守，社會就會變得苦悶且壓力沉重了。視性爲禁忌而遠離，會讓生命力減弱而老化。

明治時期以後的日本，過度視性爲禁忌是事實。

中高齡男性對A片或色情小說感興趣，就會明顯遭到輕蔑、嫌惡。可是，這類色情活動只要不造成他人不愉快、不給別人添麻煩，我認爲不應該予以否定。

視性爲禁忌，變得太潔癖、感到太丟臉，這些都是受縛於「常識」所致，有可能是大腦、情緒、思考都老化，整個人變得僵硬古板。

不要受常識束縛

思秋期的性，意義在於進行性方面的溝通。只要一起上床，互相愛撫就很棒了。可是，有些人認為既然要「做」，就必須濕潤、必須勃起，其實這也有問題。日本人總是這樣，無論做什麼事都有刻板的想法，認為「就該這樣」。

我想在這本書中分享一個觀念，思秋期的生活方式和思考方式應該再自由一點。建議大家多方嘗試。

補充中藥和保健食品並非「犯規」。至今老是穿灰色或深藍色衣服的人，不妨從穿紅色衣服開始嘗試吧。紅色具有促進男性荷爾蒙分泌的作用，這點已經是常識。

要預防老化，最好具有凡事都嘗試看看的好奇心和行動力（當然，太奇怪的事情還是應該避免）。

在日本，荷爾蒙補充療法的普及率相當低，日本人因而吃虧，這點我在第二章已經提過了，但人們總是難以打破成見。

然而，舊的常識會改變。從前被視為正確的理論，很多如今已經被證實是錯誤，或者，本來錯誤的理論，到現在都被信以為真。

前一章提到的「比起動物性奶油，人工奶油對身體比較好」，就是過去正確如今錯誤的典型例子，而「少吃肉，多吃蔬菜比較好」這個「常識」，就是明明錯誤卻被頑固地認定的迷思。

在日本，腦中風病患減少的原因，很多人認為是拜血壓藥、減鹽運動所賜，但真正的原因是日本人比較常吃肉。日本人的肉類消費量和腦中風的減少明顯相關。

一九七〇年代以前，血壓一六〇毫米汞柱左右的日本人，很多死於腦中風，這是因為不吃肉的關係。不吃肉的話，血管便處於蛋白質不足的狀態，就像從前品質粗劣的輪胎一樣容易破裂。吃肉以後，日本人的血管就變耐用了。如今血壓超過二〇〇毫米汞柱，血管也不會那麼容易破裂。

當然，放著血壓高的狀態不管，會引發動脈硬化、心臟疾患、腦血管障礙、腎臟疾患等各種問題，而腦中風的例子比過去減少，與其說是醫藥進步，我認為日本人變得比較愛吃肉才是主要原因。

勇於嘗試新挑戰

另一個與「常識」不同的有趣話題是「夕張悖論」。

二〇〇七年，北海道夕張市的財政出現破洞，市立醫院關閉，變成一家小小的診所，腦部電腦斷層掃描和磁振造影這類高階且昂貴的醫療儀器沒了，而且取消到醫院的免費巴士券，上醫院變得困難重重。

結果如何呢？死亡率、醫療費用、救護車的出勤次數等，全都下降了。

理由是，「沒有醫院了，不能隨便就醫，大家要更注重健康」這個啓蒙運動成功，改善了生活習慣，同時，大家也「變得不吃藥了」。

也就是說，沒有醫院後，大家反而變得更健康。

可見，「有醫院才安心」、「生病看醫生才會好，吃藥才會好」這種「常識」，多麼不可靠啊。

這麼一來，「少吃藥才比較長壽囉？」這個疑問便出現了，但現狀是，包括領國家薪水和研究費，且成員眾多的大學醫院教授們，均無人進行這方面的大規模、長期追蹤研究及檢證工作。

今天，醫療現場重視的是「自己決定醫療」，也就是患者自己理解後，自己決定接受怎樣的治療方式。細心的醫師會提示幾種選項，解釋以何種醫療方針，施以何種藥物來治療，但是，「真的非吃那種藥不可嗎？」這個大前提，誰也無法回答。

例如，「吃這種藥能降血壓，配合減少鹽分的話，就能再活三十年。如果不吃藥又不忌口，那麼只剩下三年可活」這種客觀證據齊全的藥，目前並沒有。

因此，搞不好吃藥的人反而得不償失呢。

數年前，有一名藥廠前職員擅自竄改高血壓用藥「得安穩膜衣錠」（Diovan）的臨床資料，然後用於宣傳上，結果東窗事發遭到逮捕。

「得安穩膜衣錠」在國外成效不錯，評價相當高，但在日本國內的臨床研究上，效果並沒那麼好，因此那名前職員才在資料上動手腳。日本人的飲食生活和心肌梗塞案例很多的歐美人不同，日本人吃了這種藥，也不會明顯降低將來罹患心臟病的機率，簡單說，就是吃不吃都沒差。

我想說的是，不要深信過去的經驗或他人告訴我們的「常識」。

希望大家在思秋期時，能特別記住這件事，「不能接受新事物，變成老頑固，就是額葉功能衰退的證據」。

請大家多多接受新的價值觀，多多嘗試從未經驗過的新挑戰。

日本醫療過於輕視預防醫學

思秋期時，即便前往健檢中心住院檢查，也不會變得更年輕或更健康。

有病的話，當然要早期發現早期治療，而思秋期時最重要的是，改善健康狀態，並讓健康狀態持續下去。

可是，日本的醫師是以治病為主，而且是依器官別進行診療，因此肝功能下降的話，就做電腦斷層掃描，或是扎針進去，取出少量的組織進行切片檢查。換句話說，就是在狹隘的專業領域中徹底檢查。

他們執著於找出病因，只要發現異常就高興得想要治好它。至於該治療會對其他器官或心理健康等造成何種影響，則不在考慮之列，而且無法讓沒病的人更健康。

之所以向醫師請教健康方法也得不到中肯的答案，是因為他們沒把「沒生病」和「健康」當成兩件事看待。檢查數值在正常範圍內的人「希望保持年輕」，醫師也只會說「很正常，別擔心」，真是沒轍。

將惡化的地方醫好、復原，這類「頭痛醫頭，腳痛醫腳」的方式成為日本醫師的主流，而以「比原來更好」為目的的美容外科醫師就被矮化一截，這也是不爭的事實。

日本醫療制度的問題在於，只將重點放在疾病的治療上，輕視（無視）預防醫學。

當然，生病就醫時可以使用健保，這是很棒的事，但想維持目前的健康，或是雖然未達生病標準，但想改善狀況時，這種就不是健保的給付對象了。比起生病後才醫治所花費的成本，預防的成本要便宜得多，而且所帶來的醫療費用刪減效果也很大，這是眾所皆知的事，卻依然不願改變。

前面介紹過的一百二十種慢性食物過敏原檢查，以及判斷缺乏哪種維生素、礦物質的尿液檢查，是蕭夏博士所提倡的方法，我的診所也有提供這些服務，但健保不給付，加上檢體須送往法國和台灣檢驗，一整套下來要花費二十萬日圓以上，的確有點貴。

雖然檢查一次，就能有效得知關係一生的老化與疾病預防方法，這麼算起來應該是划算才對的……。

癌症、失智症等治療醫學的動向，新聞和雜誌都會大肆報導，但預防醫學方面就不明顯了。然而，應用最新研究成果的醫療技術中，有些前所未有的功效倒是很值得期待。

以下謹就我所知道的範圍，介紹幾項可讓思秋期人士恢復年輕活力的最新醫療技術。

比起基因，腸內細菌的影響更大

目前我相當關注「腸內菌叢移植術」這個療法。

我在第二章已經提過，保持腸道健康對預防老化極為重要，而「腸內菌叢移植術」可說往前邁進了一大步。

它不僅調整腸道環境、預防氧化，還積極控制腸內細菌的平衡，以幫助抗老，維持並增進健康。

我稍微說明一下。

眾所皆知，我們的腸道中有無數腸內細菌。種類超過二百種，以數量計算的話，高達數百兆之多，牠們在腸道生活，對免疫系統、體質，甚至精神活動都有很大的影響。

小腸有百分之八十的免疫細胞，住在那裡的腸內細菌和免疫功能有關，這點從前就知道了，近年研究發現腸內細菌和性格之類的精神活動也有關係。

從前一直認為精神活動是由大腦所控制，如今得知其實是受到腸道及腸內細菌的影響，因而成爲醫學世界的最新議題，但是，據說分子生物學者們早就知道這件事了。

誕生於地球的生命，以動物之姿開始進化時，最先擁有的器官就是消化所必需的腸道。擁有原始腸道的「腔腸動物」，牠們出現在地球上是五億年前甚至七億年前，而跟腸內細菌打交道就是從那時候開始的。

另一方面，大腦是由包覆腸道的神經細胞集合體所發展出來的，因此顯然腸道的歷史更古老，可以說是腸道在影響大腦。

進化方面的話題就說到這裡。我們腸道中的細菌可分爲三大類，發揮功效的好菌、製造有害物質的壞菌，以及哪邊占優勢就靠向哪邊的中間菌。這三種菌在腸道中維持平衡。

將腸道的這種狀況比喻成百花齊放的花叢，於是名之爲「腸內菌叢」。一如有些花叢長得很漂亮、有些則不然，好菌多而壞菌少就是良好狀態。

腸內細菌是以我們所攝取的水溶性食物纖維爲主要餌食而存活，再以代謝產物的形式，釋放出與人類的生命維持及精神活動息息相關的各種物質。目前已知，比起基因，腸內細菌對人類體質的影響更大。

數百兆的腸內細菌，總重量據說約一到二點五公斤，因此，不妨想像成我們的肚子裡養著一隻貓或小型犬，我們就會注意每天都餵牠優質的餌食了。

攝取優格、納豆等發酵食品，以及海藻、蘑菇、大麥等富含水溶性食物纖維的食品，就是維持花叢盛開的保養方法。

從內臟開始逆齡的「腸內菌叢移植術」

更積極的做法是，配合各人的狀態及目的，將腸內細菌直接移植到腸道，而這種手法就叫做「腸內菌叢移植術」。

各式各樣腸內細菌的組合，皆有獨特的理論與技術，例如，也有回春專用的腸內菌叢移植術，透過增加可產出膠原蛋白的細菌，就可讓肌膚明亮有光澤。

這種移植術，須事先檢查患者腸道中的菌叢狀態，然後調整適當的菌液比例，將內含可產出膠原蛋白的菌叢移植到患者腸道中，使腸內細菌可以保持平衡地活下去。

市面上有很多含膠原蛋白的化妝品，但膠原蛋白的分子太大，塗在皮膚上也不會被吸收。而且喝下去也不會直接吸收，會先分解成氨基酸，因此無法直接發揮膠原蛋白的功效。

效果最好的方式就是讓身體自然合成膠原蛋白，因此，只要腸內細菌可以釋出膠原蛋白就絕對有利，一如這段文字的小標題，可以讓我們「從內臟恢復年輕」。

一到春天便爲花粉症所苦的人，也可以調整移植用的菌液，讓腸內菌叢保持平衡，發揮正常的免疫功能。

除此之外，這種手術還能對治荷爾蒙低下所帶來的更年期障礙，透過直接移植腸內菌叢來加以控制，便能發揮思秋期的抗老化效果。

只要少許菌液便能改變腸內菌叢狀態。各位不妨想像，那狀態就彷彿種籽或移植過來的花苗不斷增加，整片花園於是變得百花齊放、萬紫千紅。

說到「移植」，或許有人會擔心工程浩大且有高風險吧，但其實手術只要五分鐘，不必住院也不必禁食，比起大腸檢查要輕鬆多了，當然，也無須麻醉。

而移植用的菌液，是從擁有健康且優良腸內細菌的捐贈者中挑選出來的，再經過嚴格檢查，確認沒有感染症或投藥後，加以精製而成。

藉助健康者的代謝產物，幫助我們「從內臟開始逆齡」，不但比較方便，也更具效果。

目前，大阪的「真人診所」（makoto-clinic）已率先施行這種手術。而我也正在籌備中，預計於東京澀谷開一家這樣的診所。

不過，健保依然不給付手術費用。如果是以上述這種抗老化爲目的，花大約二十五萬圓就能確實從內臟恢復年輕、改變體質，我想，對很多人而言都是一大福音。

直接對治大腦老化的最新醫術「透顱磁刺激療法」

「透顱磁刺激療法」（TMS）是一種最先進的醫療技術，我想推薦給思秋期的各位。

三年前，《NHK特輯》節目中報導了這項新技術，並稱爲「無副作用的憂鬱症療法」而引起轟動，相信很多人已有所知。「透顱磁刺激療法」雖然以治療憂鬱症聞名，但目前已經知道，它其實對思秋期的大腦也有相當的療效。

一如前述，年紀大了以後，大腦會逐漸萎縮，而腦中最先萎縮的部分就是額葉。額葉一旦萎縮會發生什麼事，我在第二章也已經說明過了，意欲及情緒的控制、思考的轉換、創造力等，皆無法順利進行；往往變得易怒、了無興致、想法守舊。

而可以直接對治這個額葉功能低下的治療法，就是「透顱磁刺激療法」。

「透顱磁刺激療法」是對壓力、老化等引起功能低下的大腦組織（特別是額葉）予以極些微的電磁刺激，以活化神經傳導物質及神經細胞，恢復大腦的活動。

這種療法的特點在於，只要頭部戴上特殊裝置即可，無須麻醉等處置，因此安全性高，幾乎無副作用。

這項療法，在美國已獲得食品藥品管理局（FDA）認證，而在日本，在筆者撰寫本書的當下（二〇一六年）尚處於待認證狀態，但可以自由接受診療，目前已有幾家醫院及診所用於憂鬱症及腦中風後的復健治療。

在憂鬱症治療方面，有論文指出，針對藥物治療無效的患者施以「透顱磁刺激療法」後，結果約六成有效。而且值得一提的是，不但無治療副作用，治療期間大腦的功能潛力也不會下降。

「透顱磁刺激療法」需要一定的治療期間及次數。期間長短及次數多寡則依症狀及個人狀況而異。

預防失智症的曙光

一到思秋期，不少人開始煩惱自己會不會得失智症。事實上，六十五歲以上的高齡者中，失智症發病者推估爲百分之十五，依據二〇一二年度日本厚生勞働省的調查，約高達四百六十二萬人。而屬於失智症初期的輕度知能障礙（ＭＣＩ）的高齡者，估計約爲四百萬人，等於六十五歲以上的老人中，每四人就有一人爲失智症患者或具有風險者。

失智症是一種由疾病或老化等引起的腦部功能惡化，進而造成各種障礙、影響生活的狀態。如果是疾病引起的，該病治癒後，失智現象也可痊癒，但若是老化導致大腦功能慢慢低下，那麼目前並無確切的治療方法。

而能夠直接刺激大腦的「透顱磁刺激療法」，我認爲對進入超高齡化的人類而言，是一大福音。

據說「透顱磁刺激療法」的治療對象，是以四十五到六十五歲，屬於初老期失智症前期的人爲主。

一般人對失智症的印象是，不太能順利地進行日常對話，非常健忘。而進行對話、暫存訊息以供運作的大腦區域稱爲「工作記憶」（working memory），這個「工作記憶區」就位於額葉。

額葉掌握著失智症的關鍵之鑰，這點我想大家都已經明白了。而透過「透顱磁刺激療法」對額葉施以電磁刺激，即能活化工作記憶而預防失智。

新宿有一家整合了「透顱磁刺激療法」、飲食指導及營養素補充，專門預防失智症的診所，就是「抗衰老醫療第一人」白澤卓二博士所開設的「新宿白澤紀念診所」。

這家診所會進行一種名爲「Cognitrax檢查」的失智症檢查，能將腦部正在退化的能力等予以數値化、視覺化。再根據各種檢查結果，配合每一個人的狀況，施以「透顱磁刺激療法」、飲食指導、營養素的補充配方、運動療法等，可說是針對個人打造的預防失智療法。

爲了能夠頭腦靈活地度過漫長的老年歲月，思秋期時利用最先進的醫療技術加以預防，我想不失爲一種不錯的選項。

利用醫療技術回春並不「犯規」

想看起來更年輕，可以仰賴美容醫療技術。

只不過，日本人連對荷爾蒙補充療法都產生抗拒，對於藉醫療力量讓外貌變年輕，就更沒好感了。

於是，當電視上的藝人頭髮看起來怪怪的，便馬上懷疑是不是戴假髮。外表年輕，心靈也會跟著年輕，因此，「想戴假髮讓自己看起來年輕一點」到底有什麼不對？鄰近的韓國都已經是美容整型大國了，日本卻連打肉毒桿菌來除皺都會被視爲「犯規」。

讓外表恢復年輕，是度過思秋期的重要對策之一。利用醫療技術絕非壞事。與其花大把錢買昂貴的除皺霜拼命擦，效果還不甚可靠，不如利用有科學客觀依據的美容護膚最新醫療技術，不但安全，效果也比較確實。

由於須自費診療，一般認爲所費不貲，但其實常常發生破壞行情的事，價格比化妝品便宜的例子並不少見（醫藥品自有它的原價，並不建議各位去嘗試廉價品）。

我想很多人對此頗感興趣，本書最後，我就介紹幾項吧。

〈玻尿酸注射〉

經常用於淡化鼻翼到嘴角的法令紋，消除黑眼圈和皺紋。此外，也可用於隆鼻、墊下巴、豐唇等微整形。

玻尿酸具高保濕力，也用於化妝品，它原本就是人體製造出來的物質，因此很安全，而且能被快速分解與吸收。

效果會因個人體質與藥劑種類而不同，一般而言，有效期限是施打後數月到半年左右。

最近，有人爲了省錢而自己施打玻尿酸，可能也是因爲玻尿酸本身很安全吧，但如果打得不好，臉上會出現凹凸不平，因此請務必找專業醫師施打才行。

〈施打肉毒桿菌〉

利用肉毒桿菌本身的毒素，讓臉部神經暫時麻痺而撫平皺紋。或許有人看見「毒素」兩字就以爲有危險，但在歐美，施打肉毒桿菌極爲普遍，除了達到美容目的外，也用於治療斜視、顏面麻痺等，可說全世界都在使用。

除了可讓年紀大產生的抬頭紋、皺眉紋、魚尾紋、法令紋不那麼明顯，還能達到瘦臉頰與下巴等的小臉效果，也可打在小腿上，讓腿部線條更修長。

「突然皺紋不見了，旁人會覺得很奇怪吧。」若擔心這點，可以加以調節，讓皺紋一點一點慢慢變淡。

不過，太深的皺紋無法完全消除，因此，宜在皺紋變深之前做好預防措施，亦即在皮膚鬆弛之前持續施打肉毒桿菌，就比較不會產生皺紋。

效果依然是數月到半年左右，要持續撫平皺紋就必須持續施打。不少女性每個月花數萬日圓在化妝品上，考量到確實的效果，或許施打肉毒桿菌還比較便宜呢。

另外，提到肉毒桿菌，大家或許常見到的是「保妥適」（BOTOX）這個美國「愛力根」藥廠的品牌名稱，而我診所使用的是英國「博福益普生」公司生產的「麗舒妥」（Dysport），它的特點不是讓肌膚僵硬繃緊，而是慢慢地撫平皺紋。

幾乎所有診所都是使用「保妥適」或「麗舒妥」，但還有中國製、韓國製的產品。不妨多加比較，如果價格比其他產品便宜太多，最好還是避免。

〈自體細胞回春術〉

這是一種利用自身血液所進行的再生醫療技術，可減少臉部和頸部的皺紋及鬆弛現象、提升肌膚的緊實度、收縮毛孔、改善粉刺和痘痘等。

這種技術是利用離心分離器，抽取血液中的「高濃度血小板血漿」（PRP）成分，再注射進皮膚裡。血小板中含有稱爲成長因子的成分，可以修復體內細胞，因此將「高濃度血小板血漿」注射進皮膚，就能達到肌膚回春的效果。

注射於想要改善的部位，這點和打玻尿酸、打肉毒桿菌幾乎一樣，但自體細胞回春術的特徵是，利用自己的血液成分來活化自己的再生能力。

由於是利用自身的血液，應無副作用或過敏現象才對，但有些診所宣稱爲達更高的療效，因而加入外部的成長因子一起注射。有報告指出，這種狀況會在肌膚上留上疙瘩，或是造成臉部凹凸不平。

自體細胞回春術的好處之一，就是僅使用自己的血液，因此很安全，如果添加外來成分，便與這個好處相互抵觸。這點在選擇診所時必須特別留意。

〈雄性禿治療〉

爲禿頭煩惱的男性並不少。

雖然都統稱爲「禿頭」，但其實有各種不同類型，也有各自的成因與特徵，其中最常見的是「雄性禿」（ＡＧＡ），也就是青春期以後，鬢髮和髮際線節節後退，毛髮變少。

女性也會有雄性禿，思秋期開始，爲髮量稀疏而煩惱的女性會愈來愈多。雖然不太會像男性那樣頭髮全掉光，但特徵是以頭頂爲中心，整體髮量變少、頭髮變細。

顧名思議，「雄性禿」和男性荷爾蒙有關。

年紀一大，男性荷爾蒙（睪固酮）會變成一種名爲「二氫睪固酮」（DHT）的「壞睪固酮」，這個二氫睪固酮除了是攝護腺肥大、加齡臭的原因，也會讓頭髮生長周期變短，造成禿頭及頭髮稀疏。而隨著年紀愈大，「頭髮變細」、「頭髮變軟」的人愈來愈多，也是二氫睪固酮讓頭髮周期變短，短到只能長成胎毛般的狀態。

人們常說，接受男性荷爾蒙補充療法會造成禿頭，但一生中睪固酮最多的時期是青春期，而青春期的小孩幾乎沒有禿頭的，由此可知問題不在男性荷爾蒙，而在二氫睪固酮。

女性在停經後，女性荷爾蒙減少，男性荷爾蒙占優勢，此時，「壞睪固酮」增加，於是也變成雄性禿了。

雄性禿可在醫院接受治療。搞笑搭檔「爆笑問題」在廣告中所介紹的「柔沛」（Propecia），是日本唯一認可的雄性禿服用藥。「柔沛」原本是治療攝護腺肥大的藥物，它的主要成分「非那斯特萊」（Finasteride）具有抑制「5 α還原酶」（5-alpha reductase）

的作用，而「5α還原酶」能夠將睪固酮轉換成二氫睪固酮，換句話說，抑制「5α還原酶」，就能讓二氫睪固酮的濃度降低而減少掉髮。

這個「非那斯特萊」不僅能治療雄性禿，它原本的功能就是預防攝護腺肥大，因此堪稱神奇良藥，但在日本卻產生了意想不到的副作用。

所謂的副作用，就是類似勃起障礙、抑鬱等男性更年期障礙。二氫睪固酮會誘發掉髮、加齡臭、攝護腺肥大，因此被認爲是壞的男性荷爾蒙，但它具有補充思秋期時逐漸減少的睪固酮的強力作用。

因此，對睪固酮減少的人投以會阻擋睪固酮轉變成二氫睪固酮的「非那斯特萊」，就會導致男性荷爾蒙不足。

對此，蕭夏博士開發了一種技術，就是測定睪固酮、二氫睪固酮等各種男性荷爾蒙的狀況，然後一邊投予「非那斯特萊」一邊補充睪固酮。

此外，有診所開設「也能提升男性功能的強力生髮療程」，不僅抑制掉髮，還同時使用能促進生髮的保健食品、米諾地爾（Minoxidil）等藥劑，在巴黎和香港都獲得絕佳的效果。我的診所也於二〇一四年採用了這種新技術。

希望大家都能知道，不論禿頭或髮量稀疏，目前醫院都能開立處方箋，給予藥物治療。

〈人工植牙〉

到了四十歲，據說有牙周病的人比例高達八成以上。牙周病過去稱爲「齒槽膿漏」，一旦惡化，會造成牙齦鬆弛而牙齒脫落。

這種情形，過去多半是裝活動假牙或固定式牙橋來因應，但最近，愈來愈多人選擇植牙這種人工牙根的治療方式。

植牙就是將人工牙根埋進牙齒脫落處的骨頭上，再裝上人工假牙，看起來就跟自己的牙齒一樣自然，這也是植牙的魅力所在。

裝假牙總是顯老，不少人因而沮喪，但人工植牙就不會有這種精神上的痛苦。

此外，裝假牙而無法好好咀嚼的話，不僅對胃腸的負擔變大，也無法享受飲食之樂。就算假牙裝得很成功，咀嚼力通常只有自己牙齒的一半左右，如果是滿口假牙，更會掉到三至四成而已，但人工植牙的咀嚼力和自己的牙齒是一樣的。

而咀嚼這個動作，可以活化腦部很多地方。

只要一咀嚼，該刺激會傳到腦神經中最粗的三叉神經，進而活化大腦的運動、感覺、記憶、思考、意欲等部分。

可見牙齒多麼重要。思秋期時應好好保養牙齒，掉牙就要接受適當的治療。

人工植牙需要完善的設備及技術，請務必仔細收集資訊，慎選可信賴的診所，這點應無須贅述了吧。

〈牙齒美白〉

潔白健康的牙齒令人神清氣爽。不論男女，這都是魅力之一，讓笑容更迷人。相反地，如果牙齒藏污納垢，再怎樣的帥哥美女都會令人幻滅，想接吻也會望而卻步吧。

在美國，潔白整齊的牙齒爲一種身分象徵，從以前就相當受到重視，而在日本，這十數年來，施治牙齒美白的診所也快速增加。

牙齒美白的方法主要有下列三種。

第一種是使用美白劑讓牙齒變白，亦即，讓牙齒表面的琺瑯質接近無色透明，同時讓底下象牙質的黃色透不出來。優點爲不必削去健康的牙齒，非常安全，是最常見的美白方式。

不過，由於是自己的牙齒，因此無法保證能變得完全淨白。有些人必須上牙醫診所好幾次，而開始回色後，就得再次治療。

第二種是全瓷牙套（crown）、全瓷美白貼片（laminate veneer）這類貼上人工牙齒薄片的方式。它的優點是能夠達成想要的白色、幾乎不會回色、治療期間短，因而深受演藝人員歡迎。缺點是必須削去健康的牙齒，有些人還必須抽神經，因此宜三思而後行。

第三種是在牙齒上面貼一層薄薄的塑膠片，像是「美甲」的概念，最簡便也最便宜，但效果只有一個月，要保持美白就要定期就診。

這類牙齒美白不適用健保，但健保給付洗牙。雖然洗牙不能達到上述的美白效果，但能夠去除污色，讓牙齒更明亮。洗牙還能預防牙周病，因此建議大家當成定期保養。

〈雷射視力矯正〉

人到了四十歲、最晚五十歲，幾乎都會出現老花眼的自覺症狀。

老花眼的原因是，相當於鏡片的水晶體失去柔軟度，調節能力變差，因此無法聚焦於近物。一般的矯正方法是戴老花眼鏡，但只有在閱讀書報、使用手機時，才需要戴老花眼鏡，總讓人嫌麻煩。

「雷射視力矯正」（LASIK），是利用雷射來改變眼角膜的弧度以矯正視力。日本於二〇〇〇年通過該雷射裝置的醫療儀器認可後，這項手術便快速普遍開來。

原本這項技術適用於近視、遠視、散光等，並不能治療老花眼，但近年也開發出了矯正老花眼的技術。

例如，讓眼角膜周圍組織形成彎曲，造成彷彿戴上遠近兩用隱形眼鏡般的「傳導性角膜形成術」，或是讓一眼可看清遠物、一眼可看清近物的「單眼融視」（Monovision）技術，都已經實用化了。此外，也有一種方法是在眼角膜中置入一個黑色小圈，運用針孔效應原理來矯正老花眼。

這些技術皆獲證實具有一定的效果，也有許多診所提供治療，但有白內障的話，就不能接受這些手術。

「雷射視力矯正」的技術進步相當快，十年前和今日相比，裝置已經完全不同了，請選擇擁有最新裝置及理論的診所就診。

現代醫學的進步，已經可以讓我們盡可能保持年輕、延緩老化。

當然，畢竟是自己的身體，醫學也非萬能，因此，不能說「我建議你絕對要做這個」。

不過，我認爲有選擇權總是好的，人生也比較不會留下遺憾與後悔。

思秋期

逆齡抗老不生病，迎接幸福晚年的60個身心保養術

作　者—和田 秀樹
譯　者—林美琪
主　編—林憶純
責任編輯—林謹瓊
內頁設計—李宜芝
封面設計—張 巖
行銷企劃—許文薰
董事長
發行人—趙政岷
第五編輯部總監—梁芳春
出版者—時報文化出版企業股份有限公司
一〇八〇三台北市和平西路三段二四〇號七樓
發行專線：（〇二）二三〇六—六八四二
讀者服務專線：〇八〇〇—二三一—七〇五、（〇二）二三〇四—七一〇三
讀者服務傳真：（〇二）二三〇四—六八五八
郵撥：一九三四四七二四時報文化出版公司
信箱：台北郵政七九～九九信箱
時報悅讀網—www.readingtimes.com.tw
電子郵箱—history@readingtimes.com.tw
法律顧問—理律法律事務所 陳長文律師、李念祖律師
印　刷—盈昌印刷有限公司
初版一刷—二〇一七年二月十七日
定　價—新臺幣二六〇元
（缺頁或破損的書，請寄回更換）

時報文化出版公司成立於一九七五年，
並於一九九九年股票上櫃公開發行，於二〇〇八年脫離中時集團非屬旺中，
以「尊重智慧與創意的文化事業」爲信念。

國家圖書館出版品預行編目資料

思秋期 / 和田秀樹著 ; 林美琪譯. -- 初版. -- 臺北市 : 時報文化, 2017.02
面 ; 公分

譯自 : 思秋期 : 感情的な人ほど早く老いる! ?-

ISBN 978-957-13-6889-4(平裝)

1. 更年期 2. 中老年人保健

417.1　　105025367

SHISYUUKI: KANJOTEKINA HITOHODO HAYAKU OIRU!? by Hideki Wada

ISBN 978-957-13-6889-4
Printed in Taiwan